Wolfgang Möhring

Natürliche Heilmittel für die Nebenhöhlen

- Wirksame Hilfe bei akuten und chronischen Entzündungen
- Special: Aufbauprogramm für das Immunsystem

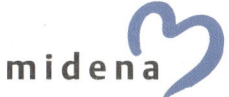
midena

Inhalt

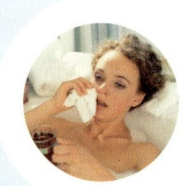

Immer Ärger mit den Nasennebenhöhlen

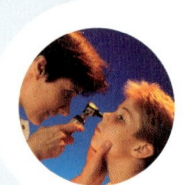

Ursachen und Diagnose von Entzündungen der Nebenhöhlen

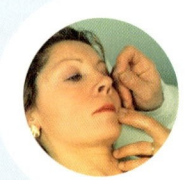

Vielfältige therapeutische Möglichkeiten

Das Immunsystem – der Schlüssel zur Gesundheit

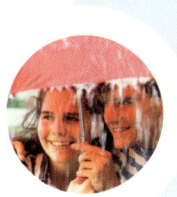

Das lindert und hilft bei Nebenhöhlenbeschwerden

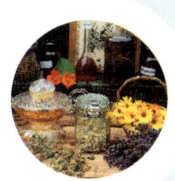

Immer Ärger

mit den Nasennebenhöhlen

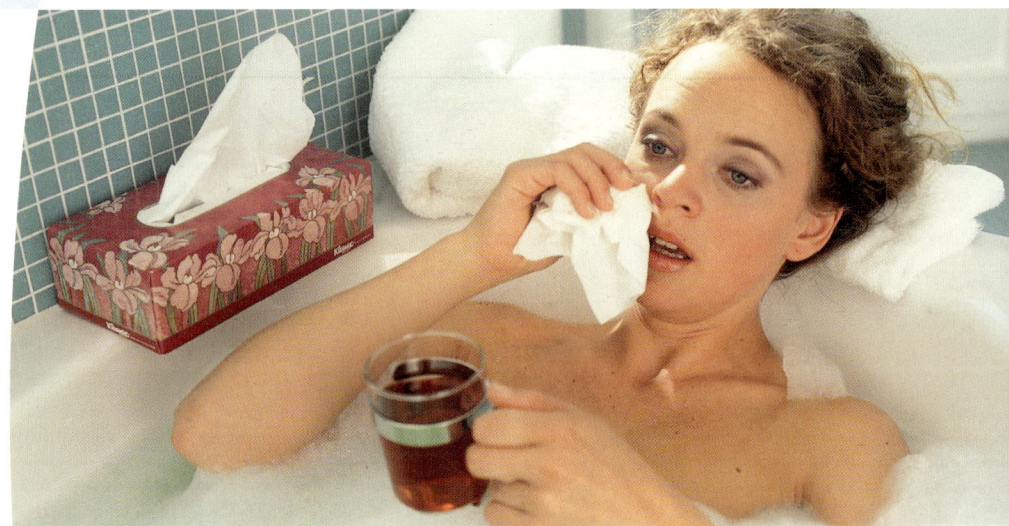

V iele Menschen leiden heute an häufig wiederkehrenden Infekten der Nasenschleimhäute und der Nasennebenhöhlen. Die behinderte Atmung und die zuweilen starken Schmerzen in den Nebenhöhlen machen diese für die Betroffenen zu einer echten Plage.

Ein Übel mit vielen Wurzeln

Leider ist die Therapie nicht immer ganz einfach, da verschiedene Faktoren bei der Entstehung dieser Erkrankung mitspielen können. Dazu gehören zum Beispiel in die Nebenhöhlen fortgeleitete Infektionen, allergische Reaktionen, eine verkrümmte Nasenscheidewand oder eine hausgemachte Entzündung durch unsachgemäße Benutzung von Nasentropfen. Ein wichtiger Grund für die Zunahme von Schleimhauterkrankungen der Atemwege liegt auch in der nach wie vor zunehmenden Belastung durch Umweltschadstoffe, die zu einer Schwächung von Schleimhäuten und Immunsystem führt. Eine entsprechende angeborene Krankheitsanfälligkeit der Schleimhäute und eine ungesunde Lebensweise erhöhen dann noch die Wahrscheinlichkeit einer Erkrankung.

Chronischen Beschwerden vorbeugen

Werden nun nicht alle wichtigen Faktoren erfasst, die zur Entstehung der Atemwegserkrankung beigetragen haben, und wird die Stärkung des Abwehrsystems vernachlässigt, kann es leicht zu wiederkehrenden Erkrankungen und chronischen Beschwerden kommen. Dieses Buch soll Ihnen helfen, die möglichen Ursachen für eine Entzündung der Nebenhöhlen bei sich zu entdecken, und zeigt Ihnen, wann und mit welchen naturheilkundlichen Maßnahmen Sie Ihre Beschwerden lindern können.

Oft führt bei Nebenhöhlenerkrankungen erst eine »konzertierte Aktion«, die gleichzeitige Anwendung verschiedener Maßnahmen, zum Erfolg.

Außerdem wird beschrieben, welche Behandlungsmöglichkeiten naturheilkundlich arbeitenden Ärzten oder Heilpraktikern bei langwierigen komplexeren Therapien zur Verfügung stehen.

Eine Funktionseinheit – die oberen Atemwege

Zusammen mit dem Rachen bilden die Nase und ihre Nebenhöhlen die oberen Atemwege, Kehlkopf, Luftröhre, Bronchien und Lungen die unteren. Die wichtigste Aufgabe der oberen Atemwege: die Einatemluft anzufeuchten, anzuwärmen und zu reinigen. Dadurch wird zum einen eine möglichst effektive Sauerstoffaufnahme gewährleistet, zum anderen werden die Lungen geschützt. Die Nase stellt die Eintrittspforte unserer Einatemluft dar, bietet aber auch unerwünschten Partikeln wie Staub, Gasen, Keimen und Blütenpollen einen möglichen Zugang in unseren Körper. Da die Nase und ihre Nebenhöhlen eine Einheit bilden, werden in diesem Kapitel ihre Anatomie und Funktion zusammen dargestellt.

Wie sind Nase und Nebenhöhlen aufgebaut?

Die Nasenmuscheln vergrößern die Schleimhautoberfläche und damit die Kontaktfläche mit der eingeatmeten Luft erheblich. Sie wirken wie eine Reihe von feuchtwarmen Verkehrsinseln, an denen die Atemluft vorbeistreicht.

Die äußeren Teile der Nase sind die Nasenlöcher, die Nasenflügel, der Nasenrücken und die Nasenscheidewand (Septum nasi). Davon sind Nasenspitze, Nasenflügel und der vordere Abschnitt der Nasenscheidewand aus Knorpel, der obere Teil des Nasenrückens aus Knochen (Nasenbeine) gebildet. Wesentlich größer als die äußerlich sichtbare Nase ist ihr Inneres, die Nasenhöhle. Ihre knöchernen Grenzen sind nach unten der harte Gaumen, nach oben das Siebbein und seitlich die Oberkieferknochen.

Mehr als ein schlichter »Riechkolben«

Durch die Nasenscheidewand wird der Hohlraum der Nasenhöhle in eine rechte und linke Hälfte geteilt. Am hinteren Teil der Nasenhöhle liegen ihre beiden Öffnungen zum Rachenraum, die so genannten Choanen. Von den Wänden der Nasenhöhle aus entspringen auf jeder Seite drei übereinander liegende Knochenleisten, die wulstartig in das Innere der Höhle hineinragen. Sie bilden die oberen, mittleren und unteren Nasenmuscheln und formen entsprechend einen oberen, mittleren und unteren Nasengang. Der untere Nasengang der jeweiligen Gesichtshälfte ist mit dem Tränennasengang verbunden, der zum Bindehautsack des Auges führt. Aufgrund dieser Verbindung läuft, wenn jemand weint, ein Teil der Tränen in die Nase ab, und man muss sich schnäuzen.

Die gesamte Innenfläche der Nase ist mit einer Schleimhaut mit zahlreichen Schleim produzierenden Zellen und Flimmerhärchen ausgestattet, dem so genannten Flimmerepithel.

Treten paarweise auf – die Nebenhöhlen

Die Nasennebenhöhlen liegen in den die Nasenhöhle umgebenden Knochen. Abgesehen von den etwa zehn Siebbeinzellen sind sie paarig angelegt. Durch Einmündungen in den mittleren und oberen

Nasengang stehen sie mit der Nasenhöhle in Verbindung. Im gesunden Zustand gewährleisten die Einmündungsgänge den Luftaustausch mit der Nasenhöhle und den Abfluss von Sekret in die Nasenhöhle. Alle Nebenhöhlen sind wie die Nasenhöhle mit Schleimhaut ausgekleidet. Aufgrund der benachbarten Lage der Nebenhöhlen zueinander, zur Nasenhöhle sowie zum Schädelinneren besteht bei Infektionen die Gefahr der Ausbreitung, als gefährliche doch seltene Komplikation auch in das Schädelinnere.

Vier verschiedene Systeme

Es gibt vier Nasennebenhöhlensysteme (siehe Abbildung Seite 8):

• Die Stirnhöhlen (lat. Sinus frontales) liegen im Stirnbein und sind den Augenhöhlen und dem Siebbein benachbart. Sie münden in den mittleren Nasengang ein.

• Die Kieferhöhlen (lat. Sinus maxillares) sind die größten Nasennebenhöhlen. Seitlich vom Oberkiefer umschlossen, grenzen sie oben an die Augenhöhlen, zur Mitte hin an die Nasenhöhle und nach unten an den harten Gaumen.

• Die Keilbeinhöhlen (lat. Sinus sphenoidales) sind die innersten Höhlen und damit von außen am schwersten zugänglich. Sie liegen innerhalb des Keilbeins, dem zentralen Knochen der Schädelbasis, der mit allen anderen Schnädelknochen in Verbindung steht. Ihre Mündung befindet sich im oberen Nasengang.

• Die Siebbeinhöhle besteht aus etwa zehn kleineren, im Siebbein gelegenen Zellen, den Siebbeinzellen (lat. Cellulae ethmoidales). Das Siebbein ist ein leichter, wie ein Schwamm aussehender Knochen, der zwischen den beiden Augenhöhlen eingefügt ist. Die Einmündung der vorderen Siebbeinzellen befindet sich im mittleren, die der hinteren im vorderen Nasengang.

Wenn auch über ihre Funktion nicht sehr viel gesagt werden kann, da sie noch weitgehend im Dunkeln liegt, machen sich die Nebenhöhlen bei einigen Menschen doch immer wieder auf sehr unangenehme Weise bei Infektionen der oberen Atemwege bemerkbar, wie sie im nächsten Kapitel ausführlich beschrieben werden.

Die Kieferhöhlen münden in den mittleren Nasengang. Aufgrund ihrer benachbarten Lage zu den Wurzeln der Mahlzähne ist verständlich, dass 20 bis 30 Prozent aller Kieferhöhlenentzündugen durch Entzündungen im Zahnwurzelbereich ausgelöst werden.

Funktion von Nase und Nebenhöhlen

Neben den hier ge-nannten Funktionen dient die Nase auch als Resonanzraum für die Stimme und beherbergt das Riechorgan.

Die wichtigste Funktion der Nase, genauer gesagt der Nasenhöhle, ist die Klimatisierung der Atemluft, bevor sie an die Lunge weiter-gegeben wird. Dabei wird die Atemluft gereinigt, befeuchtet und bei Bedarf angewärmt. So vorbereitet kann die Sauerstoffaufnahme von den Lungenbläschen und die -abgabe an die kleinen Blutkapil-laren im Lungengewebe optimal verlaufen, außerdem wird das feine Lungengewebe geschützt. Die vollständige Funktion der Nebenhöhlen ist dagegen bis heute nicht endgültig geklärt. Eine ihrer Aufgaben ist wahrscheinlich die Verminderung des Gewichts des knöchernen Schädels. Zur Klimatisierung der Atemluft tragen die Nebenhöhlen aufgrund ihrer isolierten Lage nicht bei.

Klimatisierung der Atemluft
Um die Atemluft optimal vorzubereiten, ist der gesamte Bereich des Naseninneren, also die Wand der Nasenhöhle, mit einer zarten, gut

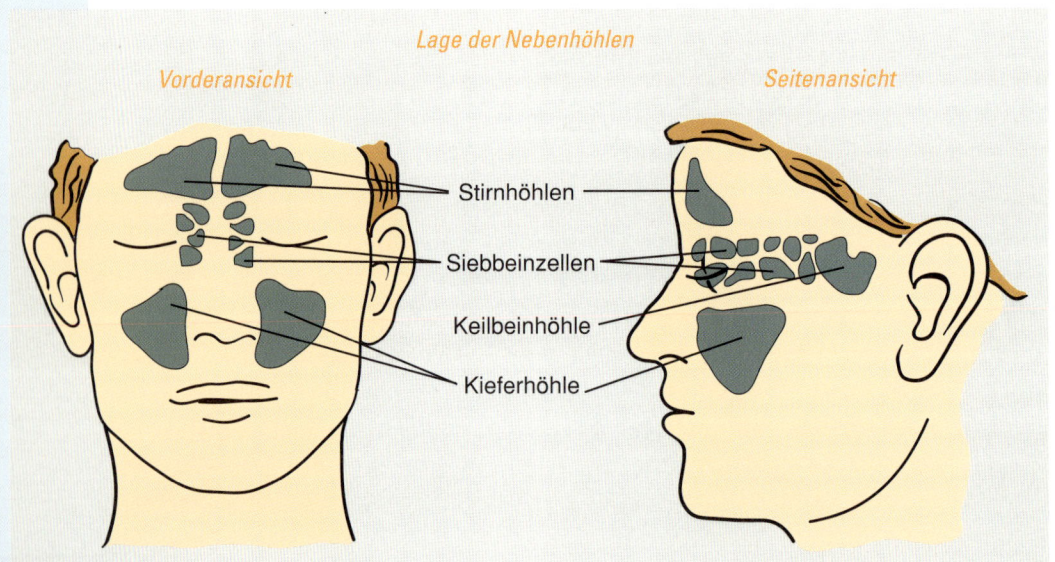

Lage der Nebenhöhlen

Vorderansicht   Seitenansicht

Stirnhöhlen

Siebbeinzellen

Keilbeinhöhle

Kieferhöhle

durchbluteten Schleimhaut überzogen, an deren Oberfläche sich eine Zellschicht mit Flimmerhärchen befindet (mehrreihiges Flimmerepitel). Der feine Flimmerhaarbesatz im Naseninneren hält Staubteilchen und andere kleine Verunreinigungen der Atemluft zurück, sodass sie an der feuchten Nasenschleimhaut kleben bleiben. Durch die rachenwärts gerichtete Bewegung der Flimmerhärchen werden die Fremdkörper zu den Choanen hin möglichst rasch entfernt. Gröbere Verunreinigungen der Atemluft werden von einem Kranz kräftiger Haare im Nasenvorhof zurückgehalten.

In das Flimmerepithel eingelagerte schleimabsondernde Zellen (Becherzellen) halten die Schleimhaut ständig feucht, wodurch für die Anfeuchtung der Atemluft gesorgt wird.

Wenn sich die Schleimhaut etwa bei einem Schnupfen entzündet, sondert sie besonders viel Sekret ab und beschert dem Betroffenen die wohlbekannte »Triefnase«.

Durchblutung der Nasenschleimhaut

An die Schleimhaut heran reicht ein dichtes Netz feiner Blutgefäße. Ist die Einatemluft nun kalt, lässt ein über das Nervensystem gesteuerter Mechanismus die warme blutgefüllte Schleimhaut rasch anschwellen. Auf diese Weise bekommt die kalte Außenluft mehr Kontakt zur Schleimhaut, wodurch sie stärker erwärmt werden kann. Besonders im Bereich der unteren Muschel befinden sich große venöse Schwellkörper. Diese dehnen sich bei einem Schnupfen stark aus und bewirken die zugeschwollene Nase.

Riech- und Resonanzfunktion

Während die untere und mittlere Nasenmuschel zur Reinigung, Anfeuchtung und Anwärmung der Atemluft dienen, findet im Bereich der oberen Nasenmuschel das Riechen statt. Das Riechorgan sitzt am Dach der Nasenhöhle, unter der Siebbeinplatte. Man versteht darunter die in Schleimhaut eingelagerten Zellen des Riechnervs, der mit seinen feinen Fasern durch die Siebbeinplatte in den Schädel (vordere Schädelgrube) verläuft und die Gerüche unserer Atemluft an das Riechhirn meldet.

Die Nasenhöhle dient wie auch die Nasennebenhöhlen als Resonanzraum für unsere Stimme.

Die Nasenschleimhaut ist von zahlreichen Blutgefäßen durchzogen; bei kleinsten Verletzungen kann es daher leicht zu Nasenbluten kommen.

Ursachen und Diagnose
von Entzündungen der Nebenhöhlen

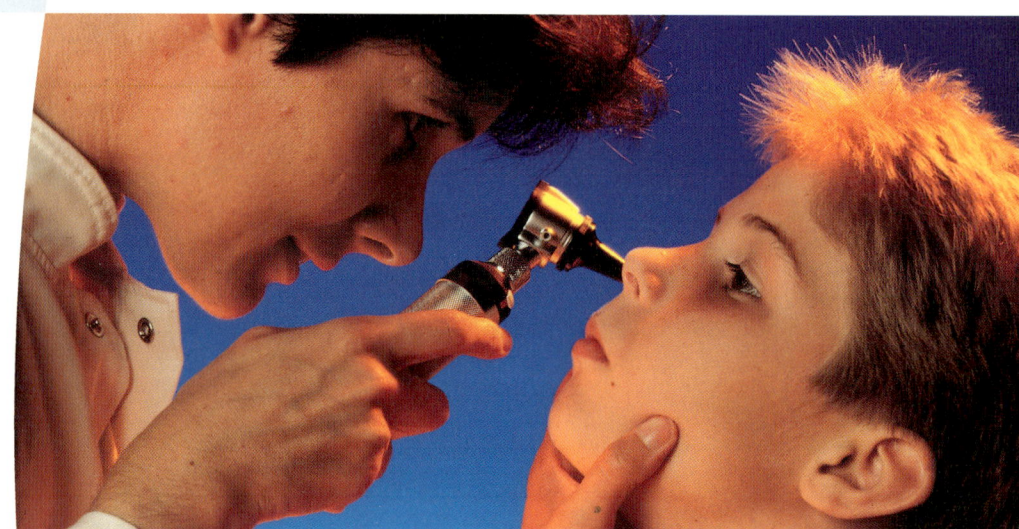

*Atemwegserkrankungen, und dazu zählen auch Nebenhöhlenent-
zündungen, werden immer häufiger. Die Gründe hierfür liegen wohl
darin, dass unser Abwehrsystem und unsere empfindlichen Schleimhäute durch Umweltschadstoffe und unsere Lebensweise immer
stärker beansprucht werden.*

So entsteht eine Sinusitis

Der medizinische Fachbegriff für eine Entzündung der Nasennebenhöhlen ist Sinusitis (lat. von »Sinus« = Höhle, das Kürzel »itis«
bezeichnet immer einen entzündlichen Prozess). Die Beschwerden

unterscheiden sich je nach Verlauf der Entzündung. Eine akute Sinusitis tritt meist als heftige Infektion nach einem Schnupfen auf, die chronische Sinusitis entwickelt sich in der Regel aus einer nicht ganz ausgeheilten akuten Sinusitis.

Akute und chronische Form

Die akute Sinusitis entsteht hauptsächlich über die Nase (rhinogen). Man spricht von ihr, wenn die Nebenhöhlenentzündung einen Schnupfen überdauert. Bei den meisten Formen von Schnupfen, sei dieser nun erkältungsbedingt oder allergisch verursacht, ist die Schleimhaut im Nasenraum geschwollen, wodurch die Einmündungsgänge der Nebenhöhlen im Nasenraum verlegt werden. Dadurch wird aber der Belüftungs- und Selbstreinigungsmechanismus der Höhlen behindert, und es kommt zum Sekretstau.

Bei entsprechender Veranlagung und geschwächtem Abwehrsystem können sich nun Bakterien vermehren, und die Nebenhöhlen entzünden sich. Liegt bereits eine bakterielle Nebenhöhlenentzündung vor, wird durch den gleichen Kreislauf die Entzündung aufrechterhalten.

Die chronische Sinusitis entwickelt sich in der Regel aus der akuten, wenn diese nicht vollständig ausheilt. Die chronische Form, aber auch häufig wiederkehrende akute Nebenhöhlenentzündungen werden durch verschiedene Faktoren begünstigt.

Eine Sinusitis wird durch anatomische Besonderheiten begünstigt, wie eine Verbiegung der Nasenscheidewand oder Nasenpolypen, aber auch durch allergische Reaktionen der Nasenschleimhaut und eine allgemeine Schwäche des Immunsystems.

> **Der Teufelskreis der Sinusitis**
>
> 1. Geschwollener Einmündungsgang
> 2. Behinderung von Belüftung und Sekretabfluss
> 3. Schleim und Flüssigkeit können nicht ablaufen
> 4. Schädigung der Schleimhaut
> 5. Ansiedelung von Bakterien
> 6. Entzündung der Schleimhaut
> 7. und 1. Verschwellung des Einmündungsganges

Symptome akuter und chronischer Sinusitis

Die Beschwerden einer Entzündung der Nasennebenhöhlen sind davon abhängig, welche Nebenhöhlen von der Erkrankung betroffen sind, wie stark die Entzündung ist und ob sie akut oder chronisch verläuft. Oft ist auch nur eine Nebenhöhle betroffen.

Grundsätzlich weist jeder Schnupfen, der länger als acht bis zehn Tage dauert, auf eine Sinusitis hin, erst recht, wenn zusätzlich Kopfschmerzen auftreten.

Beschwerden bei akuter Sinusitis

Eines der Hauptsymptome sind Kopfschmerzen, die meistens in der Gegend der Augen lokalisiert sind, unabhängig davon, welche Nebenhöhle betroffen ist. Beugt man den Kopf nach vorne, werden die Schmerzen intensiver. Wird Eiter gebildet, kann sich dieser in den Höhlen ansammeln und zu Druckgefühl, Kopf- und Gesichtsschmerzen führen. Die Nasenatmung wird durch die vermehrte Bildung von Schleim behindert, wobei der Nasenausfluss wässrig, später eitrig oder schleimig sein kann. Die Körpertemperatur ist häufig erhöht, meist aber nur leicht. Entsprechende Druckpunkte über den betroffenen Nebenhöhlen sind schmerzhaft (siehe Abb. Seite 13). Man fühlt sich matt und nicht selten leicht benommen im Kopf.

Unter einer Pansinusitis versteht man die Entzündung aller Nasennebenhöhlen mit meist entsprechend ausgeprägten Symptomen.

Anzeichen für eine Nebenhöhlenentzündung

• Eine akute Kieferhöhlenentzündung (Sinusitis maxillaris) verursacht meist starke pochende Schmerzen im Bereich der Kieferhöhle, in der Gesichtsmitte und der Schläfenregion. Zuweilen treten auch stechende Schmerzen in der Wangengegend auf. Die Nasenatmung ist behindert. Backen- und Weisheitszähne der erkrankten Seite sind klopfempfindlich, die Punkte unterhalb der Mitte der Augenhöhle druckempfindlich.

• Die Stirnhöhlenentzündung (Sinusitis frontalis) führt zu Schmerzen in der Stirnregion (Stirnkopfschmerz), die in den inneren Augenwinkel ausstrahlen können. Punkte am oberen Rand der Augenhöhle sind druckempfindlich.

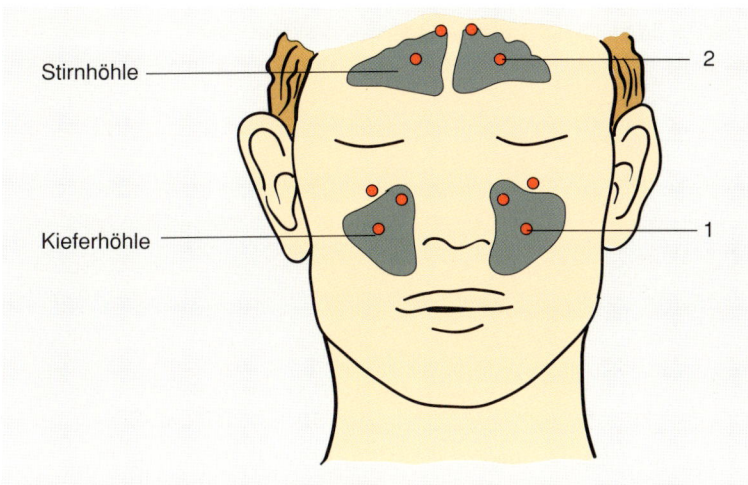

Stirnhöhle

Kieferhöhle

Frontalansicht des Gesichts mit möglichen Druckschmerzpunkten

1 = mögliche druckschmerzhafte Punkte bei Kieferhöhlenentzündung
2 = mögliche druckschmerzhafte Punkte bei Stirnhöhlenentzündung

• Bei einer Siebbeinzellenentzündung (Sinusitis ethmoidalis) ist der Druck im Bereich der Nasenwurzel am größten. Entzündungen der Siebbeinzellen sind im Kindesalter am häufigsten.

• Weniger charakteristisch ist das Beschwerdebild einer Keilbeinhöhlenentzündung (Sinusitis sphenoidalis). Es kommt oft zu nicht genau lokalisierbaren Kopfschmerzen, die in den Hinterkopf ausstrahlen können.

Beschwerden bei chronischer Sinusitis

Die Beschwerden entsprechen denen einer akuten Sinusitis, wenn auch in abgeschwächter Form. Oft wird über Kopfdruck oder dumpfen Kopfschmerz, die Behinderung der Nasenatmung und verminderten Geruchssinn geklagt. Die Schleimhäute können trocken sein, zuweilen ist aber auch eitriges Nasensekret vorhanden.

Das allgemeine Befinden ist üblicherweise beeinträchtigt, das Gesicht zuweilen blass und aufgedunsen. Bei häufig auftretenden Entzündungen oder länger bestehender Erkrankung bilden sich oft Nasenpolypen (siehe Seite 19) aus. Um die Diagnose zu sichern, ist oftmals der Besuch bei einem HNO-Arzt erforderlich.

Spezialtipp !

Wichtig bei einer chronischen Sinusitis ist, dass neben den auslösenden Bakterien auch die Beschaffenheit der Nasenschleimhaut, allergische Reaktionen und anatomische Besonderheiten als mögliche Ursachen abgeklärt werden.

Welche Ursachen kommen in Frage?

Eine angeborene Schwäche des für unser Immunsystem so wichtigen lymphatischen Systems kann eine nicht zu unterschätzende Rolle spielen, wenn Sie zu häufigen Infekten und Nebenhöhlenentzündungen neigen (siehe Seite 17).

Die Schleimhäute der Nasenhöhle und der Nasennebenhöhlen stehen miteinander in Verbindung. Aus diesem Grund entsteht eine Sinusitis in der Mehrzahl der Fälle entweder gleichzeitig mit Entzündungen der Nasenhöhle oder im Anschluss daran durch eine bakterielle Infektion. Jede Form von Schnupfen (= Entzündung der Nasenhöhle) kann bei entsprechender Veranlagung und entsprechendem Verlauf zu Nebenhöhlenentzündungen führen. Oft kommen begünstigende Faktoren hinzu wie eine allergisch bedingte Schwellung der Nasenmuschelschleimhaut, Tabakkonsum, Nasenpolypen oder eine ungünstige Ausformung der Nasenscheidewand.

Erkältungsschnupfen (akute Rhinitis)

Bei einem Erkältungsschnupfen oder einem so genannten banalen Schnupfen handelt es sich um einen normalerweise harmlosen Infekt der Atemwege, der durch Erkältungsviren ausgelöst wird. In der Regel heilt der Infekt nach acht bis zehn Tagen ohne Probleme aus. Grundsätzlich sind die Nebenhöhlen bei Schnupfen immer beteiligt, wenn auch in sehr unterschiedlichem Ausmaß. Erst bei entsprechender Veranlagung und vorgeschädigter oder geschwächter Schleimhaut kann es zur Vermehrung von Bakterien in den Nebenhöhlen und damit zu einer Sinusitis kommen.

Allergischer Schnupfen (allergische Rhinitis)

Neben virusbedingten Infektionen sind chronisch-allergische Reaktionen der Nasenschleimhaut der zweithäufigste Auslöser von Schnupfen. Allergien beruhen auf einer Störung des Immunsystems und betreffen vor allem die Schleimhäute der Atemwege und die Bindehaut der Augen.

Die bekannteste allergische Reaktion ist Heuschnupfen, der durch den Pollenflug im Frühjahr bis Sommer bedingt wird; aber auch viele andere Stoffe wie z. B. Hausstaub, Tierhaare und Umwelt-schadstoffe können einen allergischen Schnupfen auslösen. Wie auch bei einem infektiös bedingten Schnupfen kann es aufgrund der zuvor beschriebenen Verschwellung der Einmündungsgänge zur Ausbildung einer sekundären Nebenhöhlenentzündung kommen. Durch sorgfältige Tests wird ein erfahrener Therapeut versuchen, diejenigen Stoffe herauszufinden, auf die Sie allergisch reagieren, und gegebenenfalls eine Desensibilisierung einleiten.

Das weitere therapeutische Vorgehen wird durch eine allgemeine Umstimmung Ihres Körpers und die Kräftigung Ihres Immunsystems geprägt sein.

Seltene Formen chronischen Schnupfens

Neben dem häufigen Erkältungsschnupfen und dem allergischem Schnupfen gibt es auch andere Formen chronischen Schnupfens, die ebenso für die Entstehung einer Sinusitis verantwortlich sein können. Sie sind allerdings seltener. Ihre Behandlung ist meist lang-wierig und erfordert eine fachgerechte Diagnose und Therapie.

• Chronisch hyperplastische Rhinitis: Die Nasenschleimhäute sind verdickt (hyperplastisch) und chronisch geschwollen, besonders die der unteren Nasenmuscheln; die Schleimsekretion ist meist ver-mehrt. Wichtigste Ursache ist der übermäßige Gebrauch von ab-schwellenden Nasentropfen, aber auch Nebenhöhlenerkrankungen, das häufige Einatmen scharfer Chemikalien oder von heißer Luft sind mögliche Auslöser.

• Chronisch-atrophische Rhinitis: Die Schleimhäute sind nicht ge-schwollen wie bei der hyperplastischen Rhinitis, sondern zurück-gebildet und trocken. Borkenbildung ist häufig. Die Ursachen sind ähnlich wie zuvor: Nasentropfenmissbrauch und übermäßige stän-dige Einwirkung von Hitze, Chemikalien oder Staub (z. B. Mehl-stäube, Holzstaub).

• Vasomotorische Rhinitis: Es handelt sich hier um reizbedingte chronische Schwellungszustände der unteren Nasenmuscheln auf-grund einer Fehlsteuerung der Nerven der Nasenschleimhaut.

Spezialtipp !

Für Allergiker ist es wichtig, nach Ausheilung der Nebenhöhlenentzündung die allergische Ursache zu beseitigen oder zumindest die Beschwerden so weit wie möglich zu lindern.

*Kieferhöhlenentzün-
dungen sind bei Erwach-
senen am häufigsten. Zu
20 bis 30 Prozent liegt
ihre Ursache in Ent-
zündungen im Ober-
kieferzahnbereich.*

Zahn- oder Pilzinfektionen können Auslöser sein

Zahnwurzeleiterungen im Oberkiefer gehören zu den häufigeren Ursachen von Kieferhöhlenentzündungen. Seltener tritt eine Sinusitis auch im Anschluss an eine Mandelentzündung auf. Sehr selten kommt es zu Nebenhöhlenerkrankungen durch Infektionen mit dem Schimmelpilz *Aspergillus niger* (schwarzer Pilz) oder *Aspergillus fumigatus* (rauchgrauer Pilz).

In der Regel schaffen erst langjährige chronische Entzündungen und eine Schwächung des Abwehrsystems die Grundlage für eine Pilzinfektion. Es kommt dann zu stechenden Schmerzen im Oberkiefer der befallenen Seite und immer wieder auftauchenden Kopfschmerzen. In der betroffenen Höhle (meist die Kieferhöhle) findet der HNO-Arzt grauschwarze Pilzmengen vor. Die Therapie besteht in der operativen Sanierung der befallenen Nebenhöhle durch den HNO-Arzt und in der Gabe von örtlich verabreichten Breitbandantimykotika. Im Anschluss daran muss durch eine geeignete Therapie das Immunsystem wieder gestärkt werden (siehe Seite 51ff.).

Sinusitis begünstigende Faktoren

Alles, was die Schleimhaut der Nasenhöhle und der Nasennebenhöhle schädigt oder schwächt, begünstigt als ein Zusatzfaktor die Ausbildung einer Sinusitis oder ihr erneutes Auftreten, z. B.:

- Nicht ausgeheilte, besonders aggressive oder lang dauernde Atemwegsinfektionen
- Rauchen
- Häufiges Einatmen reizender Atemluft
- Lang anhaltender oder übermäßiger Gebrauch von abschwellenden Nasentropfen

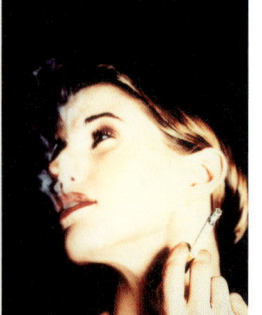

*Rauchen schwächt die
Schleimhäute und
begünstigt die Ausbil-
dung oder das erneute
Auftreten einer Neben-
höhlenentzündung.*

Da sie die Nasenatmung und damit die Belüftung der Nebenhöhlen behindern können und möglicherweise die Einmündungsgänge der Nebenhöhlen verlegen, begünstigen auch örtliche Faktoren die Entstehung einer Sinusitis. Dazu gehören Nasenpolypen (blasenartige Wucherungen der Nasenschleimhaut) und eine ungünstige Ausformung der Nasenscheidewand, etwa durch einen Nasenbeinbruch.

Angeboren – die lymphatische Konstitution

Eine oftmals vernachlässigte Ursache bei der Entstehung von Nebenhöhlenentzündungen ist die so genannte lymphatische Konstitution. Darunter versteht man eine angeborene Krankheitsanfälligkeit von Haut und Schleimhaut, die sich in den ersten Lebensmonaten bis Lebensjahren entwickelt. Zugrunde liegt eine Schwäche der lymphatischen Gewebe (siehe Seite 49), die zu überschießenden Reaktionen des Immunsystems führt.

Die ersten Krankheitserscheinungen der Lymphatiker sind im Säuglingsalter oft Windelekzem und Milchschorf. Als Kleinkinder neigen sie zu Hautentzündungen wie Neurodermitis und anderen Hautausschlägen und zu Infekten der Atemwege. Lymphatische Gewebe wie Mandeln und Lymphknoten sind häufig geschwollen. Kinder mit dieser Konstitution leiden unter häufigen Infekten der Atemwege mit einer Neigung zu chronischem Verlauf. Nasenpolypen, vergrößerte Rachenmandeln, Mandelentzündung, Lymphknotenschwellungen am Hals, aber auch entzündliche Darmerkrankungen (Blinddarmentzündung) und Infekte der ableitenden Harnwege sind häufig. Die oft verstopfte Nase ist Ausdruck einer Schwellung lymphatischen Gewebes in der Nasenhöhle und kann Wegbereiter für Nebenhöhlenentzündungen sein.

Da sich das lymphatische System bis zum siebten Lebensjahr besonders rasch entwickelt und bei der Ausbildung der körpereigenen Abwehr stark gefordert ist, sind die genannten Beschwerden bei lymphatischen Kindern häufiger zu finden als bei lymphatischen Erwachsenen.

Therapeutische Möglichkeiten

Um die angeborene Krankheitsbereitschaft zu therapieren, sollten Sie einen in der Konstitutionstherapie erfahrenen Arzt oder Heilpraktiker aufsuchen. Er wird die bei einem Lymphatiker geschwächten Gewebe Haut und Schleimhaut stärken, die Entgiftung des Körpers anregen und das Lymphsystem umstimmen. Oft bewährt haben sich die Darmsanierung im Sinne der mikrobiologischen Therapie (siehe Seite 34) und das Rödern (Absaugen und Reizen) der Mandeln und Nebenhöhlen. Großen Einfluss auf die lymphatische Konstitution hat auch unsere Ernährung. Zu saure Nahrung mit zu viel Eiweiß, Fett und Zucker, die noch dazu vitaminarm ist, schwächt das lymphatische System auf Dauer.

Spezialtipp !

Oft fördert frische Kuhmilch die Ausbildung der Infektanfälligkeit bei Lymphatikern. Milch sollte daher in diesem Fall nur in gesäuerter Form (Buttermilch, Joghurt) genossen werden.

Die diagnostischen Methoden

Die folgende Übersicht gibt einen kurzen Überblick über professionelle diagnostische Methoden, die ein Facharzt je nach Erfordernis durchführen wird:

- Mit Hilfe eines Nasenspiegels lassen sich die vorderen Nasenabschnitte betrachten und begutachten.
- Zur Untersuchung der hinteren Abschnitte und der Nasennebenhöhlenausführungsgänge wird meist ein Endoskop (Gerät zur Ausleuchtung und Begutachtung von Hohlräumen) benutzt, das durch die Nase oder über die Mundhöhle eingeführt wird (= Rhinoskopie).
- Eine weitere Untersuchungsmethode ist die Durchleuchtung (Transillumination) der Höhlen. Dabei werden mit Hilfe einer starken Lichtquelle die Stirn- und Kieferhöhlen durchleuchtet. Scheint das Licht nicht durch die Höhlen, spricht dies für eine Schwellung der Schleimhaut und das Vorhandensein von Sekret.
- Weitere standardmäßige Untersuchungen sind die Anfertigung eines Röntgenbildes (oft nicht zuverlässig) und die Ultraschalluntersuchung (Sonographie).
- Zusätzliche wichtige Hinweise geben oft die biologische Funktionsdiagnostik (BFD), die Elektroakupunktur nach Dr. Voll und die Augendiagnose.
- Besteht der Verdacht auf einen allergischen Schnupfen, aber auch bei Nasenpolypen sind oft Allergietests notwendig, um die auslösenden allergieverursachenden Stoffe herauszufinden. Üblich sind hierfür Hauttests (z. B. Pricktest), Untersuchungen des Blutserums und des Nasensekrets auf Antikörper (Immunglobulin E) und Provokationstests der Nasenschleimhaut.
- Die Untersuchung des unteren Stirn- und oberen Backenbereiches auf druckschmerzhafte Punkte ist eine einfache zusätzliche diagnostische Methode, die Sie leicht selbst durchführen können:
  Zur Feststellung einer Kieferhöhlenentzündung drücken Sie nicht zu fest mit den Daumen auf die Punkte etwas unterhalb der Mitte der Augenhöhle und seitlich der Nase. Druckschmerzhafte Punkte in diesem Bereich sprechen für eine Kieferhöhlenentzündung. Sind Punkte im Bereich der Stirnhöhlen von der Mitte des oberen Randes der Augenhöhle Richtung Nasenansatz schmerzhaft, spricht dies für eine Stirnhöhlenentzündung. Schmerzen nur die Punkte einer Seite, spricht dies für die Entzündung der Nebenhöhle auf dieser Seite. Lage der Druckpunkte siehe Abbildung Seite 13.

Mögliche Komplikationen

Entzündungen der Nebenhöhlen während eines Erkältungsschnupfens heilen in der Regel problemlos nach acht bis zehn Tagen ab. Seltener kommt es zur Überinfektion durch Bakterien, die bei einem schweren Verlauf auch die Gabe eines lokal oder innerlich verabreichten Antibiotikums erforderlich machen kann.

Gefahr der Infektionsausbreitung
Jede Sinusitis muss gut ausgeheilt werden. Bei unzureichender Behandlung besteht die Gefahr, dass die Entzündung auf benachbarte Organe und Gewebe übergreift. Häufiger ist die Ausbreitung der bakteriellen Infektion zu den Ohren hin (Mittelohrkatarrh), da das Mittelohr mit dem Nasenrachenraum durch die Ohrtrompete (Tuba auditiva) verbunden ist. Nicht selten kommt es auch zu einer Ausbreitung in den Rachen und die Bronchien hinein. Es entsteht dann eine Sinubronchitis mit Heiserkeit, Husten und Halsschmerzen. Seltener ist eine Entzündung der Augenhöhle. Die Lider sind dann entzündlich gerötet und teigig geschwollen. Im Extremfall kann es sogar zur Erblindung kommen. Sehr schwere, doch glücklicherweise seltene Komplikationen sind eine Knochenmarksentzündung, die Entzündung von Hirnvenen mit der Gefahr einer Thrombose sowie die Ausbreitung der Entzündung bis in die Schädelhöhle. In sehr seltenen Fällen kann eine Geschwulst im Nasenbereich für die Nebenhöhlenbeschwerden verantwortlich sein.

Entstehung von Nasenpolypen
Bei häufigen und lang dauernden Nebenhöhlenentzündungen bilden sich oft Nasenpolypen aus. Man versteht darunter Ausstülpungen der Schleimhäute der Nasennebenhöhlen in die Nasengänge hinein. Sie behindern die Nasenatmung und führen zu einer vermehrten Nasensekretion. Gleichzeitig begünstigen sie das erneute Auftreten einer Sinusitis. Polypen können sich zwar verkleinern und rückbilden, oft kommt es aber zu wiederholtem Auftreten. Vor

Das Endoskop bietet auch die Möglichkeit, Sekret zur bakteriologischen Untersuchung zu entnehmen. Dies kann notwendig sein, damit der Facharzt ein möglichst genau auf den spezifischen Erreger abgestimmtes Antibiotikum verordnen kann.

Grundsätzlich unterscheidet man zwischen einer akuten und einer chronischen Sinusitis, wobei es große Unterschiede in Art und Stärke der auftretenden Beschwerden gibt.

Die ständige Auseinandersetzung des Körpers mit dem chronischen Krankheitsherd belastet das Abwehrsystem. Vor allem, wenn noch andere belastende Faktoren wie etwa unausgewogene Nahrung, stressvolle Lebensweise und psychische Konflikte hinzukommen, entsteht eine chronische Abwehrschwäche (siehe Seite 48).

allem große Polypen müssen daher in der Regel operativ entfernt werden. Nicht selten ist in diesem Fall auch eine operative Sanierung der Nebenhöhlen durch den HNO-Arzt notwendig. Die Operation wird in der Regel über die Nase durchgeführt, unter der Kontrolle eines Endoskops oder Mikroskops.

Schleimansammlung in der Nebenhöhle

Eine weitere Komplikation bei Nebenhöhlenentzündungen ist die so genannte Mukozele (Ansammlung von Schleim in einer Nebenhöhle). Dazu kommt es, wenn das Nasensekret infolge einer Verlegung und Verengung (oder des Verschlusses) des Nebenhöhleneinmündungsganges nicht mehr abfließen kann. Es entstehen Druckgefühl und Kopfschmerz, auch eine Verdrängung des Auges ist möglich. Sammelt sich Schleim in der Kieferhöhle an, ist meist die Wange geschwollen und schmerzt. Eine Mukozele kann sich auch nach Kieferhöhlenoperationen durch die Sekretansammlung hinter der Narbe am Einmündungsgang und den Verschluss des Ganges zur Nasenhöhle bilden. Bei einer Mukozele ist eine operative Therapie erforderlich.

Nebenhöhlenentzündungen als Krankheitsherd

Unter einem Krankheitsherd versteht man einen abgekapselten Entzündungsprozess in unserem Körper. Weitaus am häufigsten sind Herde an den Zahnwurzeln, den Mandeln und eben den Nebenhöhlen. Als eine mögliche schwer wiegende Folge eines Entzündungsherds können sich die bakteriellen Krankheitserreger auf dem Blutweg verbreiten und akute oder chronische Infektionen etwa der Gelenke, des Herzens oder der Nieren verursachen. Dies ist glücklicherweise selten.

Man fand inzwischen auch heraus, dass bakterielle Herde der Nebenhöhlen besonders das Auftreten von allergischen Reaktionen an Haut und Schleimhaut begünstigen – etwa von Ekzemen, Heuschnupfen oder Nahrungsmittelunverträglichkeiten. Die Stirnhöhlen stehen auch mit den Nieren, den Harnwegen und den Genitalien in Beziehung. Störungen dieser Organe können die Nebenhöhlen krankheitsanfälliger machen, so wie auch umgekehrt. Die Bedeutung von Zahnherden für die Entstehung von Kieferhöhlenentzündungen belegt die Statistik: Bis zu 30 Prozent aller Kieferhöhlenentzündungen werden durch Zahnerkrankungen im Oberkieferbereich verursacht.

Das Aufspüren von Krankheitsherden ist oft nicht leicht und erfordert ein gutes therapeutisches Gespür und entsprechendes Knowhow. Zahlreiche, oftmals sich ergänzende Methoden werden heute dafür angewendet. Ein Beispiel ist die Elektroakupunktur nach Dr. Voll; wenden Sie sich dafür an einen auf diesem Gebiet erfahrenen Arzt oder Heilpraktiker.

Früher achtete man hauptsächlich auf die mögliche bakterielle Streuung eines Herdes, heute sieht man in der Naturheilkunde den Herd mehr als Sensibilisierungskrankheit, die das harmonische Zusammenspiel unseres Nervensystems stören kann.

Die ganzheitliche Sicht

Nicht vergessen sollten wir, dass Mikroben niemals die alleinigen Auslöser von Krankheiten sind. Entscheidend ist, wie das Gebiet, die Körperregion beschaffen ist, in dem die Krankheit auftritt. Oftmals verursachen wir die Krankheiten selbst, zum Beispiel durch die Art, wie wir leben, durch unsere Nahrung, bestimmte Lebensgewohnheiten und andauernde Konflikte. Hinzu kommt als ein wichtiger Faktor unsere angeborene körperliche Verfassung, die sich aus den Genen ableitet, wie sie beispielsweise in der lymphatischen Konstitution vorliegt.

Jeder Mensch hat daher bestimmte Schwachstellen, an denen bei entsprechender Lebensweise und Belastung Krankheit auftreten kann. Ob und in welchem Ausmaß es dann zu einer Infektion kommt, hängt von der allgemeinen Widerstandskraft des Körpers und dem speziellen Gewebe ab, an dem bestimmte Mikroben angreifen, sowie von der Stärke und Zahl der Erreger. Aufgrund dieser Zusammenhänge wird in den nächsten Kapiteln sowohl auf direkt lindernde Maßnahmen für Krankheiten der Nebenhöhlen eingegangen als auch auf die Bedeutung eines funktionierenden Immunsystems, der richtigen Ernährung und anderer Faktoren, die dafür sorgen, dass wir gesund werden und gesund bleiben.

Oft werden auch vom HNO-Arzt bei Kieferhöhlenoperationen Zysten vorgefunden, die meist Folge von Zahnwurzelerkrankungen sind. Denken Sie daher immer daran, bei hartnäckigen oder wiederholt auftretenden Kieferhöhlenentzündungen einen Zahnarzt aufzusuchen.

Vielfältige

therapeutische Möglichkeiten

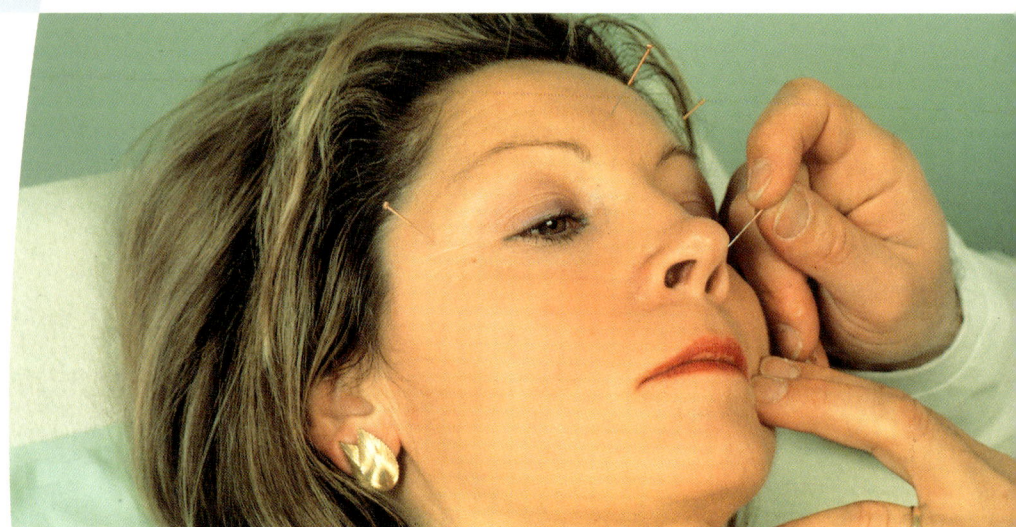

*H*ier finden Sie einen Überblick über die wichtigsten Behandlungsformen. Der Schwerpunkt liegt dabei auf den naturheilkundlichen Therapien: solchen, die im Rahmen einer Selbsthilfe genutzt werden können, als auch Methoden, die ein in der Naturheilkunde erfahrener Arzt oder Heilpraktiker verwendet.

Akupunktur und Akupressur

Die Akupunktur, das Stechen spezieller Punktekombinationen, und in begrenztem Maße auch ihr sanfter Verwandter, die Akupressur, die Fingerdruckmassage derselben Punkte, können in vielen Fällen die akuten Beschwerden bei Sinusitis lindern und die Heilung beschleunigen. Durch die Harmonisierung der energetischen Situation eines Menschen leistet die Akupunktur auch gute Dienste zur allgemeinen Kräftigung und zur Förderung der Immunabwehr.

Die traditionelle chinesische Medizin

Akupunktur und Akupressur sind Bestandteile der traditionellen chinesischen Medizin (TCM). Sie ist eine ganzheitliche Erfahrungsmedizin auf der Grundlage des Zusammenspiels der im Menschen, in der Natur und im Kosmos wirksamen ineinander greifenden Kräfte Yin und Yang. Dabei steht die Yin-Kraft für das Weibliche, den Mond, die Kälte, das Weiche, Innere, Passive, die Yang-Kraft dagegen für das Männliche, die Sonne, das Heiße, Harte, Äußere, Aktive. Das harmonische Zusammenspiel dieser beiden Kräfte in unserem Körper bedeutet Gesundheit. Je nach dem energetischen Zustand der sich nach dem Yin-Yang-Prinzip ergänzenden energetischen Leitbahnen (Meridiane) in unserem Körper können sich äußere und innere Krankheitsursachen wie z. B. falsche Ernährung, Krankheitserreger, klimatische Einflüsse und das Überwiegen bestimmter Emotionen mehr oder weniger stark auswirken. Krankheit wird in der TCM immer als Ausdruck einer Störung der Gesamtharmonie von Körper und Seele gesehen.

Konkrete Anleitung und geeignete Rezepte und Präparate für eine sinnvolle Selbsthilfe finden Sie ab Seite 56, übersichtliche Therapiestrategien im Anhang ab Seite 76.

Die energetische Situation zählt

Neben der Akupunktur umfasst die TCM Ernährung, spezielle Heilkräuter, Massage, Atem- und Bewegungsübungen. Vor der Behandlung einer Sinusitis wird ein mit der chinesischen Medizin vertrauter Arzt oder Heilpraktiker Ihre allgemeine energetische Situation und das spezifische Krankheitsbild durch eine ausführliche Untersuchung und eine Pulsdiagnose feststellen. Im Anschluss daran erfolgt eine differenzierte individuelle Therapie. Dabei werden bestimmte Akupunkturpunkte auch häufig mit einem örtlich betäubenden Präparat oder einer homöopathischen Injektionslösung (etwa Lymphdiaral Injektopas) stimuliert.

Spezialtipp !

Die Injektion in Akupunkturpunkte bei Nebenhöhlenerkrankungen ist allerdings oft schmerzhaft und daher für Kinder und schmerzempfindliche Erwachsene weniger geeignet.

Antibiotische Therapie

Damit die Anwendung von Antibiotika einge-schränkt werden kann, ist auch Ihre Mitarbeit gefragt. Viele naturheil-kundliche Maßnahmen erfordern Ihren aktiven Einsatz, der über das bloße Einnehmen von Präparaten hinausgeht.

Der Einsatz von Antibiotika (Stoffe, die das Wachstum von Mikro-organismen hemmen oder sie abtöten) wird notwendig bei schwer verlaufenden bakteriellen Nebenhöhlenentzündungen, aber auch bei chronischen, wenn die Gefahr von Komplikationen besteht. In beiden Fällen muss der HNO-Arzt ein geeignetes Präparat verord-nen. Oftmals sind spezielle Antibiotika erforderlich, je nach Befund der mikrobiologischen Untersuchung des bakteriellen Nebenhöh-lensekrets. Die Behandlungsdauer hängt vom Krankheitsverlauf und von der Erregerart ab, darf aber nicht zu kurz sein, damit eine völlige Heilung erzielt werden kann.

So nützlich Antibiotika häufig sind, werden sie doch oft über das erforderliche Maß hinaus verordnet. Dies und die Aufnahme von Antibiotika über den Verzehr von belastetem Fleisch, wie z. B. aus der Schweine- und Geflügelmast, führt zu einem ernsten Problem: der bedrohlich zunehmenden Resistenz von Krankheitserregern gegen Antibiotika. Antibiotika wirken dann möglicherweise nicht mehr, wenn wir sie wirklich brauchen.

Die Darmflora muss saniert werden

Ein Problem bei Nebenhöhlenentzündungen ist, dass oft nicht die für eine Ausheilung notwendige Konzentration antibiotischer Wirk-stoffe an der Schleimhaut und im Knochen der betroffenen Neben-höhle erreicht wird. In diesem Fall bietet sich die gleichzeitige Gabe von Enzympräparaten (siehe Seite 75) an, die die Antibiotikakon-zentration am Wirkort erhöhen kann.

Im Anschluss an eine Antibiotikatherapie ist es notwendig, die für das Immunsystem wichtige Darmflora (siehe Seite 34) zu sanieren, noch vorhandene Giftstoffe auszuleiten und den Körper allgemein zu kräftigen. Vor allem bei chronisch verlaufenden Nebenhöhlen-entzündungen kann es sonst leicht zu einem Rückfall oder durch die Schwächung der Immunabwehr zu einer weiteren Infektion kommen. Konkrete Maßnahmen hierzu siehe Seite 51ff.

Aromatherapie

Neben chemischen Antibiotika sind auch ätherische Öle zahlreicher Pflanzen bei Nebenhöhlenentzündungen und anderen Infektionen anwendbar – als natürliche, antibiotisch wirksame Stoffe. Eine kleine Dosis Thymianöl (0,7 ml) ist zum Beispiel ausreichend, um die Mikroben in 1000 ml Flüssigkeit zu vernichten.

Antibiotisch wirkende Pflanzenstoffe

Der Ort, an dem die ätherischen Öle unseren Körper verlassen, profitiert besonders von ihrer antibiotischen Wirkung, die Atemwege etwa von Eukalyptus, Kiefer und Fichte; aber auch die ätherischen Öle von Kamille, Lavendel, Pfefferminze und Thymian haben sich in der Behandlung von Nebenhöhlenentzündungen bewährt.

Eine Besonderheit der ätherischen Öle sind die scharfen Senföl-glykoside mit besonders ausgeprägten schleimhautreizenden und antibiotischen Eigenschaften. Beispiele sind der Meerrettich, die Zwiebel und der Knoblauch – altbewährte Heilkräuter zur Behandlung von Atemwegserkrankungen.

Ein großer Vorteil von Pflanzen mit ätherischen Ölen gegenüber den meisten chemischen Mitteln ist ihre Aggressivität gegen Mikroben, während sie gleichzeitig für das erkrankte Gewebe unschädlich sind. Ätherische Öle helfen auch, das Milieu zu sanieren, also die Umgebung, in der die Bakterien gedeihen können. Je nach Öl wirken sie entzündungshemmend, Schleim lösend, abschwellend und mobilisieren die Selbstheilungskräfte des Körpers.

Ein weiterer Vorzug ist, dass die antiseptische Wirkung ätherischer Öle auch bei wiederholter oder lang dauernder Anwendung nicht abnimmt. Sie werden auch gut über die Haut aufgenommen und entfalten ihre Wirksamkeit daher sowohl lokal als auch innerlich.

Nach dem Auftragen auf die Haut sind sie nach etwa vier Stunden in Blut und Lymphe zu finden. Eine Einreibung ist daher eine schleimhautschonende Möglichkeit, die antibiotische Kraft der Öle auch innerlich zu nutzen.

Eine gezielte Aromatherapie sollte von einem erfahrenen Therapeuten durchgeführt werden. Dazu gehört auch die innerliche Einnahme von ätherischen Ölen. Einreibungen, Inhalationen und Umschläge kann aber jeder selbst durchführen (siehe Seite 65f., 67ff.).

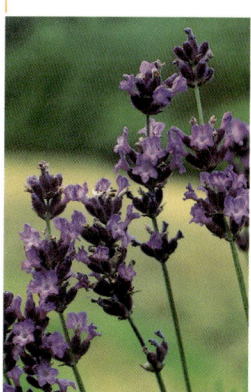

Die ätherischen Öle des Lavendels sind natürliche, antibiotisch wirkende Stoffe.

Tiefenwärme durch Bestrahlungen

Spezialtipp

Selten kann es durch Tiefenwärme auch zu einer Verstärkung der Beschwerden kommen (meist nur bei einer akuten Entzündung, nicht bei chronischer). In diesem Fall mit der Bestrahlung aufhören.

Regelmäßige lang- oder kurzwellige Bestrahlungen z. B. mit Infrarotlampen lindern die Beschwerden bei chronischer Sinusitis und stellen ein unverzichtbares und einfaches Heilmittel dar. Die Tiefenwärme regt die Durchblutung an und hilft, zähen Schleim zu lösen. Welche Art der Bestrahlung angewendet wird, hängt davon ab, bis in welche Tiefe die Wärmewirkung erwünscht ist.

Infrarotbestrahlung

Langwellige Strahlen im roten und infraroten Spektrum verfügen über eine besondere Wärmewirkung. Nachteil ist ihre begrenzte Eindringtiefe, da sie nur die Haut und die dicht darunter gelegenen Gewebe erreichen. Infrarotbestrahlungen kann jeder leicht zu Hause durchführen. Verwendet werden dafür Rotlicht-Infrarotlampen, Solluxlampen und Lichtkästen, die überall im Fachhandel erhältlich sind. Vertragen Sie die Wärmebehandlung, sollten Sie diese anfangs zweimal täglich, nach Besserung der Beschwerden einmal täglich 10 Minuten lang bis zur Ausheilung durchführen.

Kurz- und Mikrowellenbestrahlung

Die Tiefenwärme einer Infrarotlampe regt die Durchblutung an und löst zähen Schleim.

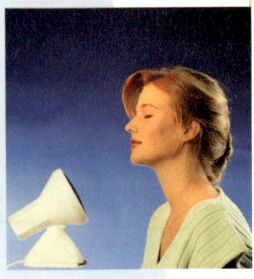

Eine größere Tiefenwirkung und gleichmäßigere Wärmeverteilung weisen Kurzwellen und Mikrowellen auf. Bei Kurzwellen handelt es sich um elektrische Schwingungen von 10 bis 100 Mio./s mit einem Wellenbereich von 7 bis 22 m. Mikrowellen haben etwa 300 Millionen Schwingungen pro Sekunde und eine Wellenlänge von 1 mm bis 10 cm. Die Wärme wird dabei nicht von außen zugeführt, sondern entsteht erst im Inneren des Körpers durch den im Gewebe erzeugten Widerstand bei der Aufnahme der elektrischen Energie. Dabei überbrücken Mikrowellen das schlecht leitende Unterhautfettgewebe besser als die Kurzwellen. Geeignete Bestrahlungsgeräte haben die meisten HNO-Praxen. Stromstärke und Behandlungsdauer werden vom Facharzt individuell verordnet. Üblich ist eine Kurz- oder Mikrowellenbestrahlung zweimal täglich 4 Minuten lang.

Eigenbluttherapie

Bei einer Eigenbluttherapie wird von einem in der Naturheilkunde erfahrenen Therapeuten Blut aus der Armvene entnommen, das direkt oder aufbereitet wieder in die Muskulatur oder unter die Haut gespritzt (reinjiziert) wird. Unser Körper erkennt dieses Blut nicht mehr als Bestandteil seiner selbst, sondern behandelt es wie einen Fremdkörper, sodass es an der Einstichstelle zu einer Entzündung kommt. Dadurch und durch das Erkennen der im zurückinjizierten Blut enthaltenen Antigene und Toxine durch Gedächtniszellen werden die körpereigenen Abwehrkräfte stimuliert. Die Anregung der natürlichen Heilungskräfte ist deutlich an einer Erhöhung von Abwehrzellen im Blut feststellbar.

Das Blut kann durch Zugabe von Sauerstoff, UV-Bestrahlung und die Mischung mit destilliertem Wasser oder Präparaten wie Lymphdiaral Injektopas aufbereitet werden.

In der Kinderbehandlung hat sich oft die Gabe von potenziertem Eigenblut bewährt. Dazu wird das Blut nach homöopathischen Vorschriften verdünnt und verschüttelt (= Potenzierung) und in Tropfenform verabreicht.

> **Vorsicht** !
>
> Die Eigenbluttherapie darf bei Muskelerkrankungen, Gerinnungsstörungen, Lähmungen, Nervenentzündungen und Thrombosegefahr nicht eingesetzt werden.

Die Einsatzmöglichkeiten von Eigenblut

Durch eine Eigenbluttherapie können besonders chronische Entzündungen günstig beeinflusst werden wie:

- Mandelentzündungen
- Ohrenentzündungen
- Nebenhöhlenentzündungen
- allergische Erkrankungen
- Hautkrankheiten
- Rheuma
- Durchblutungsstörungen
- allgemeine Infektanfälligkeit

Nebenwirkungen sind bei fachgerechter Durchführung nicht zu befürchten. Verschlimmern sich die Beschwerden kurzzeitig, ist dies ein Ausdruck der erwünschten Heilreaktion. Trotzdem sollten Sie dann Ihren Therapeuten verständigen.

Enzyme sorgen im Darm für die Spaltung der Kohlenhydrate in Glukose, die als einfacher Zucker die wesentliche Energie für die Stoffwechselprozesse unseres Körpers liefert.

Enzymtherapie

Enzyme ermöglichen und steuern alle Stoffwechselvorgänge in unserem Körper. Chemisch gesehen sind sie Proteine, die als Reaktionsbeschleuniger in die biochemischen Prozesse unseres Organismus eingreifen. Das heißt, sie haben die Kraft, im Körper etwas in Bewegung zu bringen.

Enzyme sind pflanzlichen oder tierischen Ursprungs. Sie werden unverändert vom Darm in das Blut aufgenommen und in die Körpergewebe abgegeben.

Eigenschaften der Enzyme

Aufgrund ihrer entzündungshemmenden, abschwellenden und Schmerz lindernden Wirkung hat sich die Einnahme von Enzymen bei den verschiedensten entzündlichen Krankheiten sehr bewährt. Enzyme besitzen antivirale und antibakterielle Wirkungen und aktivieren darüber hinaus unser körpereigenes Immunsystem. Stoffwechselprodukte, die im Rahmen einer Entzündung anfallen, werden beschleunigt abgebaut, die Fließeigenschaften des Blutes verbessert und die Durchblutung gefördert.

Obst und Gemüse liefern lebensnotwendige Vitamine und Mineralien.

Ernährungstherapie

In der Naturheilkunde ist die Ernährungstherapie einer der wichtigsten Behandlungspfeiler. Neben besonderen Diäten und der Zufuhr spezieller Vitamine und Mineralstoffe bei bestimmten Krankheiten steht dabei eine gesunde ausgewogene Ernährung im Vordergrund. Gesund ist unsere Ernährung dann, wenn wir die ausreichende Menge an Nährstoffen erhalten – die Energie- und Aufbaustoffe liefernden Eiweiße, Fette und Kohlenhydrate und die lebenswichtigen Vitamine und Mineralstoffe.

Wir versauern innerlich

Jede mangelhafte oder übermäßige Fehlernährung begünstigt Krankheiten. Sicher haben Sie schon tausendmal gehört, dass die meisten Menschen in Westeuropa zu viel, zu fett, zu süß und zu eiweißreich essen und zu viel verarbeitete Nahrungsmittel zu sich nehmen, die reichlich Fett, Protein, Zucker und Salz enthalten, aber nur wenig Vitamine, Mineralien und Ballaststoffe liefern. Auf Dauer führen diese ungünstigen Ernährungsgewohnheiten zu einer Verschiebung des für unsere Gesundheit so wichtigen Säure-Basen-Gleichgewichtes.

Das heißt nicht, dass wir ein Übermaß an sauren Nahrungsmitteln zu uns nehmen, sondern ein Übermaß säurebildender Stoffe wie zum Beispiel Fabrikzucker, Weißmehl und Weißmehlproduke, Fleisch und Wurst, gehärtete, raffinierte Fette und Öle, Bohnenkaffee, schwarzer Tee und Alkohol. Im Laufe der Jahre kommt es dann zu einer Übersäuerung der Gewebe, was den Boden für die Entstehung zahlreicher Krankheiten bereitet.

Dauernde falsche Ernährung schafft aber nicht nur die Grundlage für viele Krankheiten, sondern schwächt das Immunsystem auch unmittelbar. Zum Beispiel kann der Verzehr von 100 g Zucker (das ist die Menge, die in einem Liter Coca Cola enthalten ist) die Fähigkeit der weißen Blutkörperchen, Bakterien und Viren zu zerstören, bis zu fünf Stunden lang stark beeinträchtigen.

Viele Menschen in Westeuropa sind zwar überfüttert, aber trotzdem schlecht ernährt. Je nach unserer angeborenen körperlichen Verfassung und Krankheitsanlage begünstigt dies auf Dauer Abwehrschwäche, Arteriosklerose, Diabetes, Bluthochdruck, Rheuma und Gicht.

Auf Qualität beim Einkauf achten

Billiges Obst, Gemüse und Getreide sind oft mit Spritzmitteln belastet. Der Einsatz von Pestiziden ist in Europa zwar verboten, nicht aber in Ländern der dritten Welt, und aus diesen werden billige Nahrungsmittel oft importiert. Achten Sie daher auf die Herkunft der Nahrungsmittel und geben Sie lieber etwas mehr Geld für die Ernährung aus. Dann können unsere Nahrungsmittel vielleicht auch wieder Heilmittel sein, wie schon Hippokrates es postulierte. Zudem schmecken qualitativ hochwertige Nahrungsmittel auch einfach besser.

Die Qualität frischer Nahrungsmittel wie Obst, Gemüse und Getreide hat sich in den letzten Jahrzehnten sehr verschlechtert. Die Gründe dafür liegen in einseitigen Anbaumethoden, Hochleistungswirtschaft und Überdüngung, wodurch viele Böden ausgelaugt und entmineralisiert sind. Kurze Reifungszeiten tun ein Übriges.

Nahrungsmittel mit Basenüberschuss

- Blattgemüse (Salate, Spinat)
- Datteln
- Feigen
- Gemüsefrüchte (Tomate, Gurke, Kürbis)
- Joghurt
- Kartoffeln
- Knoblauch
- Kohl
- Mandeln
- Milch
- Mineralwasser ohne Kohlensäure
- Molke
- Obst
- Oliven
- Pilze (Champignons, Pfifferlinge, Steinpilze)
- Rosinen
- Rote Bete
- Sellerie
- Sojabohnen
- ungesüßte Obst- und Gemüsesäfte
- Wild- und Gewürzkräuter
- Wurzelgemüse (Karotten usw.)
- Zwiebeln

Wichtige Ernährungsregeln

Die folgenden einfachen Ernährungsregeln können Ihnen dabei helfen, sich ausgewogener und gesünder zu ernähren:

• Achten Sie auf einen hohen Anteil basenüberschüssiger Nahrung (siehe Kasten) und essen Sie reichlich Obst, Gemüse, und Getreide.

• Essen Sie möglichst frische und möglichst naturbelassene Lebensmittel, am besten aus dem biologischen Anbau.

• Essen Sie reichlich Frischkost, wenn Ihr Verdauungsapparat dies erlaubt, aber keine Rohkost am Abend.

• Achten Sie auf eine schonende und fettarme Zubereitung der Nahrungsmittel.

• Bevorzugen Sie Produkte aus der Region, in der Sie leben.

• Achten Sie auf Abwechslung.

• Genießen Sie Ihre Mahlzeiten, nehmen Sie sie in Ruhe ohne Stress und Hektik ein, und kauen Sie gründlich.

• Hören Sie zu essen auf, wenn Sie satt sind, und versuchen Sie bewusst zu registrieren, wann Sie satt sind.

• Trinken Sie täglich mindestens 2 Liter Flüssigkeit (Wasser oder dünnen Kräutertee).

Das hilft bei Sinusitis

Wichtigste und einfachste Maßnahme bei Sinusitis ist die ausreichende Zufuhr von Flüssigkeit in Form von Wasser oder Kräutertee. Dadurch helfen Sie dem Körper Giftstoffe auszuscheiden und beugen einer weiteren Eindickung des Nasensekrets vor. Grundsätzlich sollten Sie auf eine vitamin- und mineralstoffreiche Nahrung achten, mit reichlich Obst und Gemüse.

Essen Sie bei chronischer Sinusitis möglichst heiß, das fördert die Durchblutung und hilft den Schleim zu lösen. Erleichterung schaffen oft auch scharfe Gewürze wie Meerrettich, Knoblauch und Ingwer. Sie »öffnen die Nase« und erleichtern auf diese Weise die Atmung. Zudem wirken sie leicht antibiotisch. Der regelmäßige Verzehr von Zwiebeln und Knoblauch stärkt unser Immunsystem.

Vitamin C aus Früchten und Säften

Reichern Sie Ihren Speisezettel mit Vitamin-C-reichen Nahrungsmitteln an wie schwarze Johannisbeeren, Acerolakirschen, Sanddornfrüchte, Hagebutten, rohe Paprikaschoten, Zitrusfrüchte, Kiwis, Petersilie und frischer Kohl.

Sehr Vitamin-C-reich sind auch Schwarzer Johannisbeersaft, Sanddornsaft und Holunderbeerensaft. Auch Rote Bete hat einen abwehrsteigernden Effekt. Sie können Sie als Salat oder Saft aus dem Reformhaus ($^1/_2$ bis 1 Liter täglich) zu sich nehmen.

Spezialtipp ❗

Vitamin- und mineralstoffreich sind zum Beispiel Gemüsesuppen und -eintöpfe, denen Sie in den letzten zwei bis drei Kochminuten noch frische Kräuter zugeben können.

Beliebt als klassischer Vitamin-C-Lieferant: Zitrusfrüchte

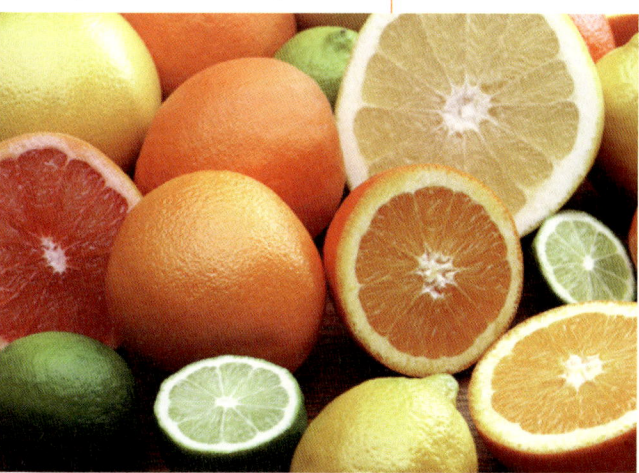

Homöopathische Therapie

Aus dem Grundsatz, Gleiches mit Gleichem zu behandeln, entstand auch der Name Homöopathie, der sich aus den griechischen Worten homoios = ähnlich und pathos = Leiden oder Krankheit ableitet.

Das homöopathische Arzneimittelbild bestimmt hier die Behandlung. Durch dieses Bild wird sozusagen eine künstliche Krankheit beschrieben, die sich aus der Summe aller Wirkungen und Beschwerden zusammensetzt, die eine Pflanze oder ein Mineral bei einem gesunden Menschen hervorrufen kann. Nach der Ähnlichkeitsregel »Gleiches möge durch Gleiches geheilt werden« wird diese Pflanze oder dieser Stoff in einer nach einem bestimmten Prinzip erfolgten Verdünnung (= Potenzierung) bei den gleichen Krankheitsbeschwerden eingesetzt, die das Arzneimittelbild zeigt.

Nosoden – nicht zur Selbsthilfe

Ein enger Verwandter der Homöopathie ist die Nosodentherapie. Man versteht darunter homöopathisch aufbereitete Mittel aus kranken Geweben und Körpersekreten oder auch aus speziellen Krankheitserregern. In der Praxis gut bewährt haben sich hier die Sanum Präparate und die Spenglersane.

Wenn Sie mit der Anwendung von Homöopathika nicht vertraut sind, sollten Sie die Therapie einem darin erfahrenen Therapeuten überlassen. Besonders gilt dies für die tiefgreifend wirkenden Hochpotenzen, für die Anwendung von Nosoden und für chronische, lang dauernde Krankheiten, die eine genaue Kenntnis des Arzneimittelbildes und viel Erfahrung verlangen

Spezialtipp

!

Zur Selbstbehandlung gut geeignet sind Komplexpräparate, die mehrere, sich ergänzende, homöopathische Mittel enthalten. Empfehlenswerte einzelne Homöopathika finden Sie auf der vorderen Umschlaginnenseite.

Die Anwendung homöopathischer Einzelmittel

Je akuter die Beschwerden, desto niedriger sind üblicherweise die verwendeten Potenzen (meist bis zur D12). Man löst 3-mal täglich 1 Gabe (5 Tropfen, 5 Globuli oder 1 Tablette) in 1 Glas Wasser auf und trinkt dies schluckweise über eine Stunde verteilt. Globuli und Tabletten können Sie auch langsam unter der Zunge zergehen lassen. Bei chronischen Beschwerden werden in der Regel höhere Potenzen eingesetzt. Man nimmt meist eine Gabe täglich wie oben beschrieben ein.

Luffa-Reinigungskur

Besonders bei hartnäckigen chronischen Nebenhöhlenentzündungen hat sich die Luffa-Kur bewährt. Das aus einem Kürbis hergestellte Reinigungsschwämmchen Luffa purgans ist in Süd- und Mittelamerika beheimatet. Dort wird es auch häufig als Naturheilmittel eingesetzt. Für die Kur verwendet man das getrocknete Fasergerüst der Kürbisfrucht. Die Wirkstoffe des Schwämmchens führen zu einer Reizung der Nasenschleimhäute, wodurch ein künstlicher Heilschnupfen erzeugt wird, der zu einer intensiven Reinigung von Nase und Nebenhöhlen führt. Zähes Nasensekret und verfestigte Krusten werden gelöst und fließen ab.

Mit Vorsicht selbst anwenden

Zu starken Reaktionen kam es oft bei der früher auch zur Selbstanwendung empfohlenen Methode des direkten Einträufelns der Abkochung in die Nase. Das Problem dabei ist, dass bei einer Sinusitis die Einmündungsgänge der Nebenhöhlen meist zugeschwollen sind. Die gewollte Reizung der Nasenschleimhaut führt aber zu einer vermehrten Sekretion, auch der Nebenhöhlen. Sind nun die Einmündungsgänge zugeschwollen, kann das Sekret nicht abfließen, was ungewollte, sehr heftige, entzündliche Reaktionen zur Folge haben kann.

Sicherheitshalber sollte die Luffa-Kur unter der therapeutischen Aufsicht eines Arztes oder Heilpraktikers durchgeführt werden, da es dabei zu stärkeren entzündlichen Reaktionen kommen kann. Dies ist allerdings bei der auf der hinteren Umschlaginnenseite angegebenen Methode sehr selten.

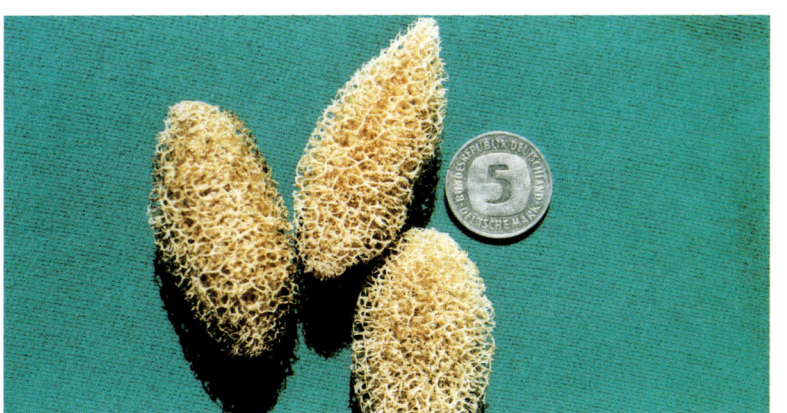

Das Luffa-Schwämmchen wird aus einer Kürbisart hergestellt.

Mikrobiologische Therapie

Oft kann bei chronischen Nebenhöhlenentzündungen über die Sanierung des Darmmilieus eine Ausheilung der Erkrankung erreicht werden. Der Grund dafür ist, dass unser Darm eine wichtige Rolle für das Immunsystem unseres Körpers spielt.

Darm und Immunsystem

Das lymphatische Gewebe des Dünndarms, zum Beispiel die dort verteilten so genannten »Peyerschen Plaques«, ist Teil der lymphatischen Organe unseres Körpers, die weitgehend unserem Immunsystem entsprechen (siehe Seite 49ff.). Diese Gewebe sind sowohl für die lokale Abwehr im Magen-Darm-Trakt als auch für die spezielle, auf verschiedene Krankheitserreger zugeschnittene Immunantwort zuständig. Eine Störung der körpereigenen Darmflora hat einen deutlichen Einfluss auf die Immunreaktionen unseres Körpers. Auf Haut und Schleimhäuten von Mund, Hals, Nase, Dünn- und Dickdarm siedeln Milliarden von Mikroorganismen, weitaus

Darmflora als
Schutzschild

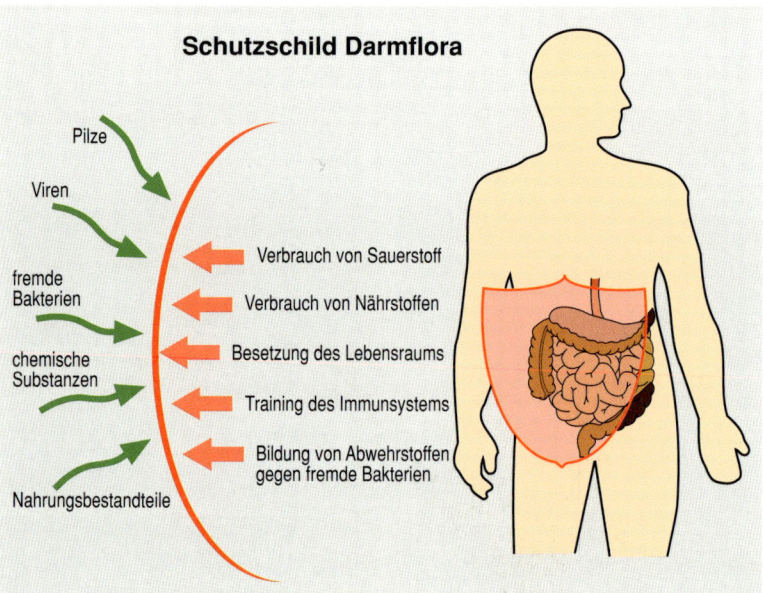

Schutzschild Darmflora

Pilze

Viren

fremde Bakterien

chemische Substanzen

Nahrungsbestandteile

Verbrauch von Sauerstoff

Verbrauch von Nährstoffen

Besetzung des Lebensraums

Training des Immunsystems

Bildung von Abwehrstoffen gegen fremde Bakterien

mehr, als ein Mensch Zellen hat. Allein im Mund-, Nasen- und Rachenraum sind es 50 Milliarden Bakterien. Im Darm nisten 500 bis 600 verschiedene Bakterien und Keime, Millionen pro Quadratmillimeter Darmschleimhaut. Sie bilden die so genannte Darmflora. Alle diese Mikroorganismen leben mit unserem Organismus in einer Symbiose, sind sogar für unsere Gesundheit von großer Bedeutung. Sie gewährleisten den Ablauf zahlreicher Stoffwechselvorgänge und sind notwendig für ein intaktes Immunsystem. Krank machende Keime werden durch sie in Schach gehalten, außerdem trainieren sie spezielle Abwehrzellen unseres Körpers, die so genannten B-Lymphozyten. Wird die natürliche Zusammensetzung der Mikroorganismen gestört, spricht man von einer Dysbiose.

Interessant ist, dass auch nach der Fünf-Elemente-Lehre der traditionellen chinesischen Medizin die Nase als Sinnesorgan mit dem Meridianpaar Lunge und Dickdarm in Verbindung steht.

Symbioselenkung saniert die Darmflora

In vielen Fällen chronischer oder immer wiederkehrender Nebenhöhlenentzündungen ist die natürliche Bakterienbesiedelung der Atemwege und der Darmflora durch beispielsweise vorausgegangene Antibiotikabehandlungen geschädigt worden. Für ein intaktes Immunsystem aber ist es unerlässlich, die natürliche Bakterienflora wiederherzustellen. Und nur ein kräftiges Abwehrsystem schafft die Voraussetzung zur Ausheilung verschiedenster Krankheiten, auch von chronischen Nebenhöhlenentzündungen. Erforderlich für eine Sanierung der Darmflora ist eine gezielte Symbioselenkung, die ein in der mikrobiologischen Therapie erfahrener Arzt oder Heilpraktiker durchführen sollte.

So wird die Therapie durchgeführt

Zunächst erfolgt eine bakteriologische Stuhluntersuchung, die auch über das weitere konkrete therapeutische Vorgehen entscheidet. Als zweiter Schritt erfolgt die Gabe von natürlichen Bakterienkulturen und Bakterienbestandteilen in mehreren Phasen (z. B. der Präparate Prosymbioflor, Symbioflor 1 und 2).
Gleichzeitig werden zur Umstimmung und Anregung des Immunsystems Autovaccine (Eigenimpfstoffe) verabreicht, die aus den

Gründe für eine Dysbiose können Erkrankungen der Verdauungsorgane, zu eiweiß- und fettreiche Nahrung, Medikamente wie Antibiotika, Cortison, Abführmittel und die »Pille«, Strahlentherapie oder Umweltschadstoffe sowie Nahrungsmittelunverträglichkeiten oder Störungen der körpereigenen Abwehr sein.

eigenen Bakterienstämmen hergestellt werden. Diese werden entweder gespritzt, in die Haut eingerieben oder in Tropfenform mit etwas Flüssigkeit eingenommen. Seit vielen Jahren sehr gut bewährt haben sich die Symbioflorpräparate des Institutes für Mikroökologie, das sich auch um die Erforschung der Zusammenhänge zwischen Darmflora und Immunsystem sehr verdient gemacht hat.

Empfehlenswert bei Infektanfälligkeit

Ziel der mikrobiologischen Therapie ist es, die körpereigene Abwehr zu fördern und die Darmflora zu sanieren. Oft werden dadurch verschiedenste chronische Krankheitserscheinungen und allergische Reaktionen gelindert. Speziell, wenn Sie anfällig für Infekte sind, besonders auch bei chronischen Infekten der Atemwege, ist die mikrobiologische Therapie ein hervorragendes therapeutisches Instrument. Die Therapie dauert zwischen drei und sechs Monate und erfordert daher Ihre aktive Mitarbeit.

Beachten sollten Sie, dass eine Umstellung der Ernährungsweise unerlässlich ist, wenn die Therapie auf Dauer erfolgreich sein soll.

Anwendungsgebiete der mikrobiologischen Therapie

- Alle wiederkehrenden und chronischen Infekte bei Kindern und Erwachsenen, besonders auch der Atmungsorgane, wie z. B. Nebenhöhlenentzündungen
- Hautleiden wie Ekzeme, Neurodermitis und Akne
- Allergien und Nahrungsmittelunverträglichkeiten
- Pilzerkrankungen
- Infektiöse und nicht infektiöse Störungen der Verdauungsorgane
- Zahnfleischentzündungen und Parodontose
- Vorausgegangene Behandlung mit Antibiotika, Cortison, Immunsuppressiva (Arzneimittel zur Abschwächung der natürlichen Immunreaktion, etwa bei Transplantationen), Chemo- oder Strahlentherapie

Nasenreflextherapie

Bei der Nasenreflextherapie wird ein spezielles Nasenreflexöl, das ätherische Öle enthält, auf einen Wattebausch gegeben und vorsichtig in das Naseninnere einmassiert. Die Therapie eignet sich zur Behandlung akuter und chronischer Sinusitis, nur bedingt allerdings bei sehr trockener Nasenschleimhaut, da diese bei der Anwendung ätherischer Öle weiter austrocknen kann.

Auch sollte die Therapie nicht bei Menschen angewendet werden, die empfindlich auf ätherische Öle reagieren.

Durchblutungsfördernd und abwehrsteigernd

Durch die Nasenmassage mit ätherischen Ölen wird ein Abschwellen der Nasenschleimhaut und eine Förderung der Durchblutung bewirkt. Die Nasennebenhöhlen werden von alten Infektionsresten gereinigt, und das Abwehrsystem wird gestärkt.

Über den Reflexweg der Nasenschleimhaut werden aber auch andere Organe unseres Körpers beeinflusst. Außerdem haben die Öle direkte antimikrobielle Wirkung.

Nur Inhalation selbst anwenden

Diese oft verblüffend wirksame naturheilkundliche Therapie sollte ausschließlich von darin erfahrenen Therapeuten durchgeführt werden und ist keinesfalls für eine Selbstbehandlung geeignet. Zum einen besteht die Gefahr von Verletzungen, zum anderen handelt es sich bei dem Nasenreflexöl um eine sehr kräftig wirkende Mischung ätherischer Öle, die zu starken Reaktionen führen kann und daher eine sichere Handhabung voraussetzt.

Eine Inhalation mit dem Reflexöl können Sie jedoch ohne weiteres zu Hause durchführen.

Anwendung: Geben Sie dazu je nach Verträglichkeit 5 bis 10 Tropfen Reflexöl (Apotheke) in 2 Liter kochendes Wasser. Legen Sie ein Handtuch über Kopf und Schultern und atmen Sie den aufsteigenden Dampf ein.

Vorsicht !

Die Konzentration der während der Nasenreflextherapie auf die Schleimhaut aufgebrachten ätherischen Öle ist weitaus größer als bei Inhalationen oder bei handelsüblichen Nasensalben. Daher ist die Nasenreflextherapie nicht für die Selbstbehandlung geeignet.

Neuraltherapie

Die Neuraltherapie geht davon aus, dass chronische Beschwerden durch Störfelder verursacht und in Gang gehalten werden. Dabei können jedes kranke Organ und jede krankhaft veränderte Stelle des Körpers ein Störfeld sein.

Störfelder aufspüren

Besonders häufige Störfelder sind die Mandeln, Herde im Zahn-Kiefer-Bereich und Narben. Störfelder verursachen eine Dauerstresssituation im Körper, die das Entstehen von Krankheiten begünstigt oder auch verursacht.

Die Behandlung mit Injektionen bei der Neuraltherapie ist zwar meist schmerzhaft und unangenehm, aber gut wirksam.

Zur Therapie wird an bestimmte Schmerzpunkte des Körpers ein Lokalanästhetikum (örtlich betäubendes und entzündungslinderndes Präparat) gespritzt. Schlägt die Therapie an, kommt es rasch zur Schmerzlinderung (Sekundenphänomen). Eine weitere Möglichkeit der Neuraltherapie ist die Behandlung von Hautzonen, die über nervale Vernetzung mit dem kranken Organ oder dem kranken Gewebe verbunden sind.

Injektion mit schmerzstillenden Mitteln

Die Neuraltherapie setzt eine entsprechende Ausbildung und Erfahrung voraus und wird von naturheilkundlich versierten Ärzten und Heilpraktikern durchgeführt. Zum Einsatz kommt sie bei akuten Schmerzbeschwerden wie Ischialgie oder Neuralgie, bei chronischen Beschwerden und zur Abklärung und Therapie möglicher Herde.

Bei einer chronischen Nebenhöhlenerkrankung wird ein Therapeut den Bereich der Nebenhöhlen auf druckschmerzhafte Punkte überprüfen und potenzielle Störfelder an beispielsweise Zähnen, Mandeln und im Kieferbereich abklären. Daraufhin wird an Nervenaustrittsstellen im Gesicht oder an Akupunkturpunkte ein schmerzstillendes Mittel unter die Haut gespritzt (oder auch eine Injektionslösung, die Homöopathika enthält).

Orthomolekulare Therapie

Die orthomolekulare Medizin setzt sich nach neuesten wissenschaftlichen Erkenntnissen mit dem individuellen Bedarf eines Menschen an Vitaminen, Mineralstoffen, Spurenelementen und Aminosäuren auseinander. Eine ausreichende Versorgung mit diesen lebensnotwendigen Nährstoffen ist wichtig, um gesund zu bleiben und gesund zu werden, da sie in jeder Einzelnen der Millionen Zellen unseres Körpers eine Vielzahl wichtiger Aufgaben übernehmen – als Botenstoffe, Bausteine oder Enzyme.

Hohe Dosierungen nur durch den Fachmann

Bei jeder Form einer chronischen Erkrankung ist es sinnvoll, versteckte Mangelerscheinungen aufzudecken und durch eine gezielte Substitution auszugleichen. Darüber hinaus kann aber auch die direkte therapeutische Kraft verschiedener Nährstoffe zur Krankheitsvorbeugung und -therapie genutzt werden. Dazu werden vor allem bestimmte Vitamine und Mineralstoffe in höheren Dosierungen eingenommen, als es für den Ausgleich eines Mangels notwendig wäre. Diese Form der Therapie erfordert allerdings eine entsprechend umfassende Information und Erfahrung.

Verbreitet: der latente Vitalstoffmangel

Sehr selten kommt es heute noch zu einem offensichtlichen Vitaminmangel mit schweren Krankheitserscheinungen wie etwa Zahnfleischbluten und Haarausfall, wodurch sich zum Beispiel ein ausgeprägter Vitamin-C-Mangel (Skorbut) äußert.

Häufig dagegen sind geringe bis mittlere Unterversorgungen mit bestimmten Vitaminen und Mineralstoffen, die auf Dauer die Zellen unseres Körpers und unser Abwehrsystem schwächen und nachgewiesenermaßen krankheitsanfälliger machen. Die Gründe dafür liegen einerseits in einer mangelnden Zufuhr dieser lebensnotwendigen Stoffe und andererseits in einem erhöhten Bedarf (siehe dazu die folgende Tabelle).

Ein Beispiel, das auf die mögliche zukünftige Bedeutung von Vitamingaben hinweist, stammt aus einer Forschungsreihe der Universität Köln. Demnach könnten etwa ein Fünftel aller Erstherzinfarkte sowie der nach einem ersten Herzinfarkt folgenden Zweit- und Drittinfarkte durch rechtzeitige Einnahme höherer Dosen von Vitamin E verhütet werden.

Wussten Sie übrigens, dass eine Zigarette 25 bis 100 mg Vitamin C zerstören kann und die Einnahme von Aspirin die Ausscheidung von Vitamin C verdreifacht?

Ursachen für Vitalstoffmangel

- Einseitige Ernährung (z. B. »Fastfood«)
- Schlechte Nahrungsqualität durch ausgelaugte (mineralarme) Böden und kurze Reifezeiten
- Wachstumsphasen, Schwangerschaft und Stillzeit
- Übermäßiger Genuss von Alkohol, Koffein und Nikotin
- Dauernde stärkere psychische und physische Belastungen (z. B. viel Sport, Arbeitsstress oder psychische Konflikte)
- Erhöhte Belastung unseres Körpers durch Umweltgifte (z. B. in den Lebensmitteln und der Atemluft) und durch Elektrosmog
- Ungesunde, unrhythmische Lebensweise
- Länger dauernde Einnahme von Schmerzmitteln, Antibiotika oder Cortison
- Akute und chronische Krankheiten aller Art

Zellschädigende freie Radikale

Ein wichtiger Grund, warum es z. B. bei Krankheiten, unausgewogener Ernährung, jeder Form von Stress und Umwelt- und Genussgiften zu einem erhöhten Bedarf an bestimmten Vitaminen und Mineralstoffen kommt, ist, dass bei diesen belastenden Faktoren vermehrt so genannte »freie Radikale« gebildet werden. Darunter versteht man sehr reaktive Sauerstoffmoleküle, die die Zellen unseres Körpers schädigen, sobald sie im Übermaß vorhanden sind.

Die krank machende Wirkung der freien Radikale besteht darin, dass sie Schäden an einzelnen Zellmembranen und auch an Erbanlagen im Zellkern verursachen. Schäden der Erbsubstanz (DNA) stehen dabei in direktem Zusammenhang mit der Lebensdauer und dem Sauerstoffverbrauch unseres Organismus.

Freie Radikale können die Erbanlagen im Zellkern schädigen.

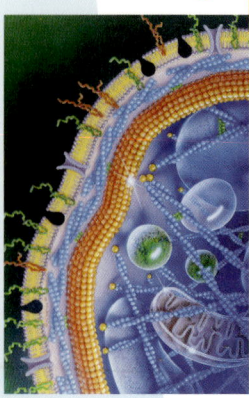

Antioxidanzien als wirksame Waffe

Verschiedene Vitamine und Mineralstoffe (so genannte Antioxidanzien) sind in der Lage, die freien Radikalen zu binden. Sie spielen auch für das Immunsystem bei der Bekämpfung von Krankheitserregern und der Neutralisierung von Giftstoffen eine wichtige Rolle! Antioxidanzien sind natürliche Substanzen wie die Vitamine A, C, E und die Mineralstoffe Zink, Selen und Mangan, aber auch pflanzliche Stoffe wie Flavonoide und Tannine, so genannte Polyphenole, die wir durch Obst, Gemüse, aber auch Kräutertee zu uns nehmen. Die Zufuhr all dieser Stoffe mit der Nahrung ist für die Gesundheit von Mensch und Tier unerlässlich. Sie sind unter anderem auch für das Immunsystem bei der Bekämpfung von Krankheitserregern und der Neutralisierung von Giftstoffen wichtig. Bei einem gesunden Menschen befinden sich die Antioxidanzien im Gleichgewicht mit den freien Radikalen. Da ihre ausreichende Zufuhr mit der Nahrung in vielen Fällen nicht mehr gewährleistet ist, sollten sie im Krankheitsfall in Form eines Komplexpräparates eingenommen werden. Dies ist auch besonders sinnvoll, weil sich Antioxidanzien in ihrer Wirkung gegenseitig verstärken.

Anhaltende oxidative Stresszustände werden heute als grundlegend mitverantwortlich gesehen für das Entstehen zahlreicher Krankheiten. Sie führen zu einem vermehrten und früheren Auftreten von Allergien, Atherosklerose, Rheuma und Krebs.

Ernährungstipps bei Infekten

• Besonders, wenn Sie chronisch krank sind und etwa an Nebenhöhlenentzündungen leiden, sollten Sie sich bei einem in der orthomolekularen Medizin erfahrenen Arzt oder Heilpraktiker nach geeigneten Vitamin- und Mineralstoffpräparaten erkundigen.
• Achten Sie auf ausgewogene, abwechslungsreiche Nahrung, aufgewertet durch Obst (auch Trockenobst), Hülsenfrüchte, frische Kräuter, Nüsse, Weizenkeime, Meeresalgen, Bierhefe, Keimlinge.
• Zusätzlich sollten Sie mindestens 1 g Vitamin C täglich einnehmen, am besten in Kapselform, da das handelsübliche Ascorbinsäurepulver oft Magen und Darmschleimhaut reizt. Gut ist auch Vitamin-C-reiche Nahrung (siehe Seite 31).
• Für das Immunsystem besonders wichtige Vitamine und Mineralien sind die Vitamine A, B-Komplex, C und E und die Mineralstoffe Kupfer, Mangan, Selen und Zink. Eisen ist zwar für ein intaktes Abwehrsystem wichtig, eine zusätzliche Zufuhr im Krankheitsfall kann aber das Bakterienwachstum unterstützen.

Fakten über Vitamine:
• *Vitamine können ohne bestimmte Mineralstoffe nichts ausrichten.*
• *Aufgewärmte oder lange gekochte Speisen besitzen nur noch einen Bruchteil ihres natürlichen Vitamingehalts.*
• *Der Vitamin-B-Gehalt in Getreide war Anfang des 20. Jahrhunderts drei- bis viermal so hoch wie heute.*

Physikalische Therapie

Spezialtipp

Ein abwehrstärkender Kressetrunk : 1 EL Brunnenkressefrischsaft im Verhältnis 1:5 mit Buttermilch oder Mineralwasser verdünnt 1 Woche lang trinken. Brunnenkresse kann bei empfindlichen Personen den Magen reizen.

Zu den physikalischen Therapien, die bei Nebenhöhlenentzündungen eingesetzt werden können, gehören vor allem Wärmeanwendungen. Bei der Anwendung von Wärme werden die Blutgefäße erweitert (reaktive Hyperämie), wodurch das Blut gleichsam als Kühlstrom wirkt. Zudem werden Durchblutung und Stoffwechseltätigkeit der Zellen gesteigert.

Besonders Inhalationen, Bäder, Infrarotbestrahlungen und Mikrowellenbestrahlungen sind hier zu nennen. Sie sind an anderer Stelle ausführlich beschrieben. Achten Sie allerdings darauf, ob Wärme die Beschwerden bessert. Im Einzelfall können die Beschwerden durch Wärmeanwendungen auch verstärkt werden; diese sollten dann natürlich nicht zum Einsatz kommen.

Phytotherapie (Pflanzenheilkunde)

Unter Phytotherapie versteht man die Behandlung von Krankheiten mit Heilpflanzen und Heilpflanzenauszügen. Heilpflanzen stehen hierfür in verschiedenen Zubereitungen zur Verfügung – als wässriger Teeauszug, als alkoholischer Auszug in Form von Tinktur und Extrakt und in Form von Fertigpräparaten.

Ihre Anwendung erfolgt innerlich als Tee oder in Tropfenform, als Inhalation und in Form von Umschlägen. Die Anwendung des Öldestillats ist auf Seite 69 beschrieben.

Knoblauch wirkt antibiotisch und abwehrstärkend. Von der Knoblauchwirkung können Sie auch profitieren, wenn Sie zwei rohe Zehen auf Brot essen (vor einem Rendezvous weniger empfehlenswert).

Bei Nebenhöhlenentzündungen sind verschiedene Pflanzen geeignet, die Beschwerden zu lindern und die Abwehrkraft zu fördern. In der folgenden Tabelle sind die wichtigsten der in diesem Buch zur Behandlung von Sinusitis und zur Steigerung der Abwehrkraft genannten Heilkräuter aufgeführt. Genaue Hinweise über Anwendung und Dosierung, Fertigpräparate und Rezepturen für geeignete Teemischungen und Pflanzentropfen finden Sie im Kapitel »Das lindert und hilft bei Nebenhöhlenbeschwerden« ab Seite 60.

Geeignete Heilkräuter bei Sinusitis

- Eukalyptusblätter, -öl: antiseptisch, Schleim lösend, durchblutungsfördernd
- Fichtennadel und Kiefernnadel, -öl: antiseptisch, entzündungshemmend, Schleim lösend, durchblutungsfördernd
- Holunderblüten: Schweiß treibend, abwehrsteigernd
- Kamillenblüten, -öl: entzündungshemmend, abschwellend, wundheilend, beruhigend
- Knoblauch: abwehrstärkend, antiseptisch, durchblutungsfördernd, Schleim lösend
- Königskerzenblüten: Schleim lösend
- Lavendelblüten, -öl: entzündungshemmend, beruhigend
- Lindenblüten: Schweiß treibend, abwehrsteigernd
- Meerrettichwurzel: Schleim lösend, durchblutungsfördernd, antibiotisch
- Pfefferminzblätter, -öl: antiseptisch, abschwellend, sekretionsanregend
- Primelwurzel: kräftig Schleim lösend
- Salbeiblätter: entzündungswidrig, schleimsekretionshemmend, antiseptisch
- Spierstaudenblüten: entzündungshemmend, Fieber senkend, Schmerz lindernd
- Sonnenhutkraut (Echinacea): abwehrsteigernd
- Stechpalmenblätter: Fieber senkend
- Taigawurzel: abwehrsteigernd
- Teebaumöl: stark antiseptisch, entzündungswidrig
- Thymiankraut, -öl: abwehrsteigernd, kräftigend, antibiotisch
- Weidenrinde: entzündungshemmend, Fieber senkend, Schmerz lindernd
- Wermutkraut: verdauungsfördernd, kräftigend, abwehrsteigernd

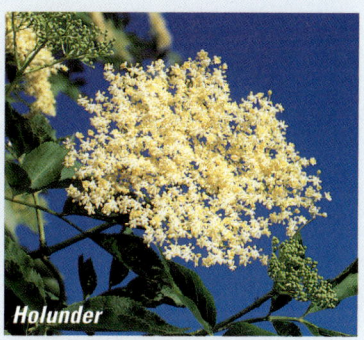

Holunder

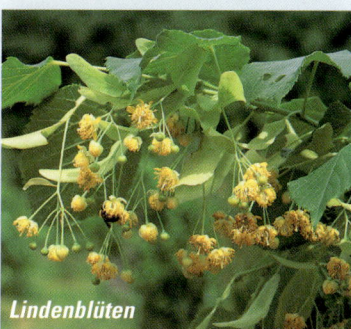

Lindenblüten

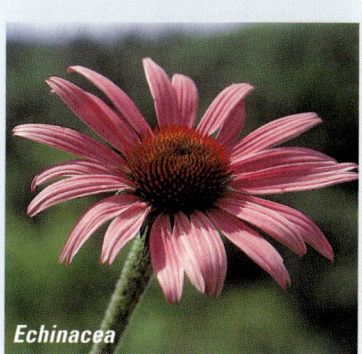

Echinacea

Nicht immer harmlos

Bedenken sollten Sie, dass es sich auch bei den meist mild, aber durchaus effektiv wirkenden Heilpflanzen um arzneilich wirksame Stoffe handelt, die bei zu hoher Dosierung und falscher oder zu lang dauernder Anwendung durchaus unangenehme Nebenwirkungen haben können. Beispielsweise kann die so beliebte und gut verträgliche entzündungslindernde Kamille bei länger dauernder Anwendung in Form von Spülungen und Inhalationen zur Austrocknung der Atemwegsschleimhäute führen, die lang dauernde Anwendung von Salbei zu Mundtrockenheit.

Wassertherapie

Die heilende Kraft des Wassers ist schon seit der Antike bekannt. Es ist unter anderem das Verdienst des Mitte bis Ende des 19. Jahrhunderts wirkenden Pfarrers Sebastian Kneipp, dass Wasseranwendungen wieder als wichtige Säule der Naturheilkunde betrachtet und genutzt werden.

Gezielte Wasseranwendungen können eine Umstimmung unseres Organismus erreichen: Sie fördern die Entgiftung, stärken die Immunabwehr und kräftigen den gesamten Organismus.

Heilsame Temperaturreize

Die Wassertherapie nutzt die gute Wärmeleitfähigkeit von Wasser. Wasser ist in der Lage, innerhalb kurzer Zeit entweder Wärme zuzuführen (Wärmebehandlung) oder aber auch Wärme abzuleiten (Kältebehandlung). Durch die Wirkung der Temperaturreize auf der Haut kommt es je nach Art der Anwendung zur Anregung von Kreislauf und Stoffwechsel, zur Verbesserung der Durchblutung, zur Förderung der Ausscheidung und Entgiftung, zur Harmonisierung des vegetativen Nervensystems und allgemeinen Kräftigung.

Besonders zur Vorbeugung einsetzbar

Die Mehrzahl der Wasseranwendungen hat bei Nebenhöhlenerkrankungen in erster Linie einen allgemein vorbeugenden und kräftigenden Effekt und kommt vor allem in den beschwerdefreien

Intervallen zur Abhärtung und Steigerung der Immunabwehr in Betracht. Sinnvoll ist beispielsweise der regelmäßige Besuch von Sauna oder Dampfbad. Gegenanzeigen sind Herz-Kreislauf-Erkrankungen, jede Form schwerer Krankheit (Absprache mit dem behandelnden Arzt), Venenthrombosen und akute Nierenerkrankungen. Achten Sie bei dem Besuch einer Sauna oder eines Dampfbads auf die dort aushängende Anleitung. Nur dann haben Sie auch den bestmöglichen Profit für Ihre Gesundheit. Übertreiben Sie nicht und steigern Sie die Zeitdauer ganz allmählich.

Gut vorwärmen für Kaltwasseranwendungen

Die in diesem Buch beschriebenen Wasseranwendungen eignen sich zur direkten Linderung von Nebenhöhlenbeschwerden, zur Fiebersenkung und zur allgemeinen Abhärtung und Kräftigung unseres Körpers.

Dabei ist die wichtigste Regel: »Kalt nie auf kalt.« Wer also kalte Hände und Füße hat, muss vor Kaltanwendungen für eine gute Durchwärmung sorgen: durch eine warme Dusche, Fuß- oder Armbäder oder Bettwärme, warme Socken usw. Berücksichtigen Sie diese Regel bei allen Kaltanwendungen, bei Tautreten und Wechselduschen ebenso wie bei Waden- oder Halswickeln.

Vorsicht ❗

Bei akuten Entzündungen der Nebenhöhlen dürfen keine Kaltwasseranwendungen im Gesicht durchgeführt werden.

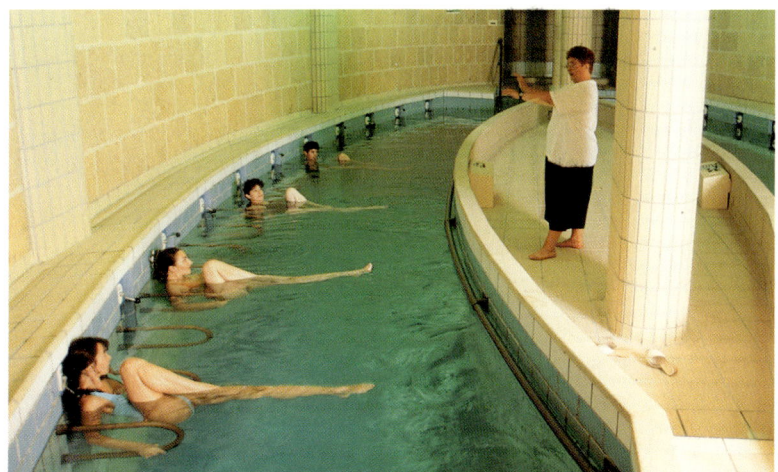

Eine Weiterentwicklung der Kneipp'schen Wasseranwendungen: moderne Wassergymnastik

Das Immunsystem

– der Schlüssel zur Gesundheit

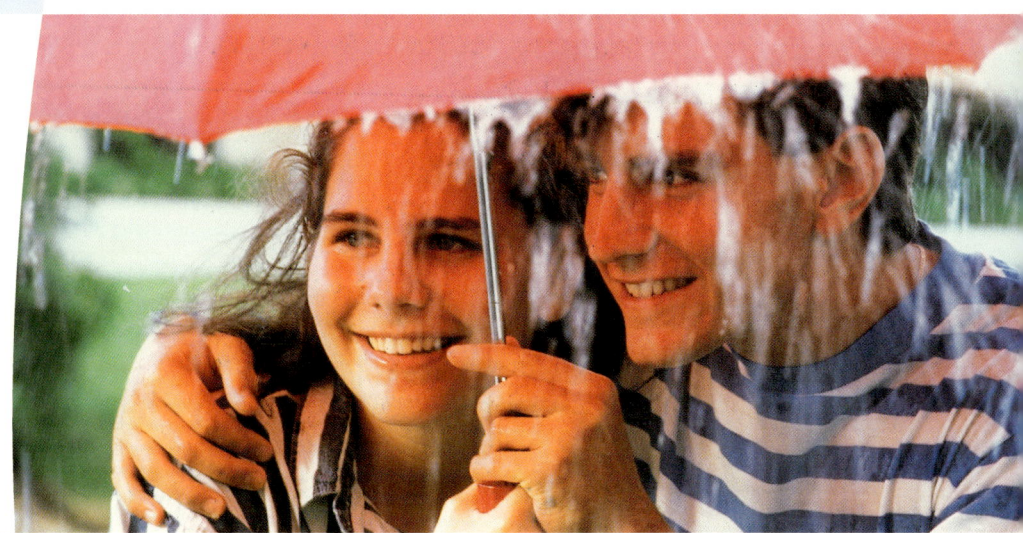

Das Abwehrsystem unseres Körpers ist der Schlüssel für unsere Gesundheit – ist es intakt, bleiben wir gesund, ist es über längere Zeit geschwächt, neigen wir zu wiederholten Infektionen und chronischen Krankheiten.

Unser »innerer Arzt«

Wenn Sie häufiger unter entzündeten Nebenhöhlen leiden, sind dafür meist verschiedene Gründe verantwortlich, so z.B. eine angeborene Schwäche der Schleimhaut bei Lymphatikern oder aber auch Schleimhautschäden durch lang dauernde oder besonders aggressive Infektionen. Immer aber schafft eine Schwächung des

Immunsystems den Boden für eine Infektion. Ein gut funktionierendes Immunsystem schützt uns also vor Nebenhöhlenentzündungen. In diesem Kapitel erfahren Sie deshalb, wie Sie Ihr Abwehrsystem durch allgemeine und spezielle Maßnahmen stärken und aufbauen können. Auf diese Weise schaffen Sie die Voraussetzung für die Ausheilung verschiedenster Krankheiten, auch von chronischen Nebenhöhlenerkrankungen. Einfachster Grundsatz dabei ist, dass alles, was uns körperlich und seelisch kräftigt, auch unser Abwehrsystem stärkt, so wie auch umgekehrt jede körperliche und seelische Schwächung unser Abwehrsystem beeinträchtigt.

Aufbau der Körperabwehr

Das Immunsystem unseres Körpers besteht aus zwei unterschiedlichen Anteilen: dem »unspezifischen« Abwehrsystem, das überall in unserem Körper breitbandmäßig arbeitet und dessen Zellen die augenblickliche Vernichtung des Krankheitserregers oder schädlichen Stoffes zum Ziel haben, und dem spezifischen Abwehrsystem, das sich hauptsächlich in den so genannten lymphatischen Organen befindet. Reicht die unspezifische Abwehr nicht aus, werden dort spezifische, genau auf den Krankheitserreger zugeschnittene Antikörper gebildet. Nervale Impulse, Hormone und spezielle Überträgerstoffe steuern die vielschichtigen Abwehrvorgänge.

Macht ungebetene Eindringlinge unschädlich

Aufgabe des Immunsystems ist es, uns vor Bakterien, Viren, Pilzen und verschiedenen Giftstoffen zu schützen. Es entsorgt auch die freien Radikalen (siehe Seite 40), die während der normalen Stoffwechselprozesse unseres Körpers entstehen, aber durch falsche Ernährung, psychische und körperliche Belastung, Krankheiten und Umweltschadstoffe vermehrt anfallen. Ist nun unser Abwehrsystem momentan oder chronisch geschwächt, können sich Krankheitserreger ausbreiten und festsetzen. Sie sind also nicht Ursache, sondern vielmehr Auslöser einer Erkrankung, da sie die Abwehrschwäche ausnutzen.

Beim Aufbau einer gut funktionierenden Abwehr geht es nicht nur um körperliche, sondern auch um seelisch-geistige Aspekte und um eine harmonische Lebensweise.

Wären Mikroben die wichtigste Krankheitsursache, würde ein Infekt dem anderen folgen, da wir ständig mit allen möglichen Erregern in Kontakt kommen. Dagegen steht ein gesundes und leistungsfähiges Abwehrsystem.

Anzeichen für eine Abwehrschwäche

Chronische Abwehrschwäche ist weitaus häufiger, als Sie zunächst vielleicht annehmen werden. Besonders die ersten Beschwerden werden meist nicht wahrgenommen: häufige Müdigkeit, die auch bleibt, wenn man lange geschlafen hat, Appetitlosigkeit, Verlust von Initiative und eine allgemeine Lebensunlust.

Tatsache ist, dass heute viele Menschen aufgrund einer anhaltenden Schwäche des Immunsystems anfällig für Infektionen sind und an chronischen Krankheiten oder Erschöpfungszuständen leiden.

Die oft resignativen Gedanken, die während dieser Zustände entstehen, schwächen das Immunsystem weiter, bis zunehmend auch körperliche Beschwerden auftreten. In erster Linie gehört dazu eine Anfälligkeit für Infektionen, die sich z. B. in einfachem Schnupfen und anderen Atemwegserkrankungen, in wiederholten Nasennebenhöhlenentzündungen oder Harnwegsinfekten äußern kann. Häufig beginnt eine Krankheitsanfälligkeit mit einem besonderen Schicksalsereignis wie dem Tod eines nahen Angehörigen. Auch schwelende Konflikte am Arbeitsplatz oder eine Ehekrise können Auslöser sein. Solche Lebenssituationen wirken ebenso schwächend auf das Immunsystem wie Herderkrankungen, nur sind sie auf der seelischen Ebene angesiedelt.

Allergien nehmen stetig zu

Auch den immer häufigeren allergischen Reaktionen liegt eine Fehlfunktion des Immunsystems zugrunde. Bei einer Allergie handelt es sich um eine überschießende Reaktion dieses Systems auf chemische oder natürliche Stoffe wie z. B. Blütenpollen, Tierhaare oder verschiedene chemische Substanzen.

Die stete Zunahme von Allergien weist auf eine Überlastung des Immunsystems hin. Das ist nicht verwunderlich bei der allgegenwärtigen und stets noch zunehmenden Flut von Umweltschadstoffen. Ungesunde Lebensweise und Dauerstress in einer Zeit, die durch konstante Hektik geprägt ist, tragen zur Schwächung unseres Immunsystems bei. Wird nun aber das Abwehrsystem ständig stark belastet, können auch leichter fehlerhafte Reaktionen auftreten. So kann man einen Großteil der allergischen Reaktionen verstehen.

Lymphsystem

Die wichtigsten Organe unseres Immunsystems sind weitgehend identisch mit dem so genannten lymphatischen System. Man versteht darunter lymphatische Organe und Gewebeverbände, die Bildungs- und Sammelstelle für zahlreiche Abwehrzellen sind, sowie die Lymphbahnen, die unseren Körper von Kopf bis Fuß durchziehen. In diesen Bahnen fließt die Lymphflüssigkeit (Lymphe), die Stoffwechselprodukte transportiert. Im Lymphsystem gebildete Abwehrzellen gelangen über das Wegenetz der Lymphbahnen in das Blut und an ihre Einsatzorte. Alle lymphatischen Gewebe zeichnen sich durch einen hohen Gehalt an Lymphozyten aus. Das sind weiße Blutkörperchen, die der Produktion spezifischer Antikörper dienen, die genau auf den jeweiligen Eindringling zugeschnitten sind.

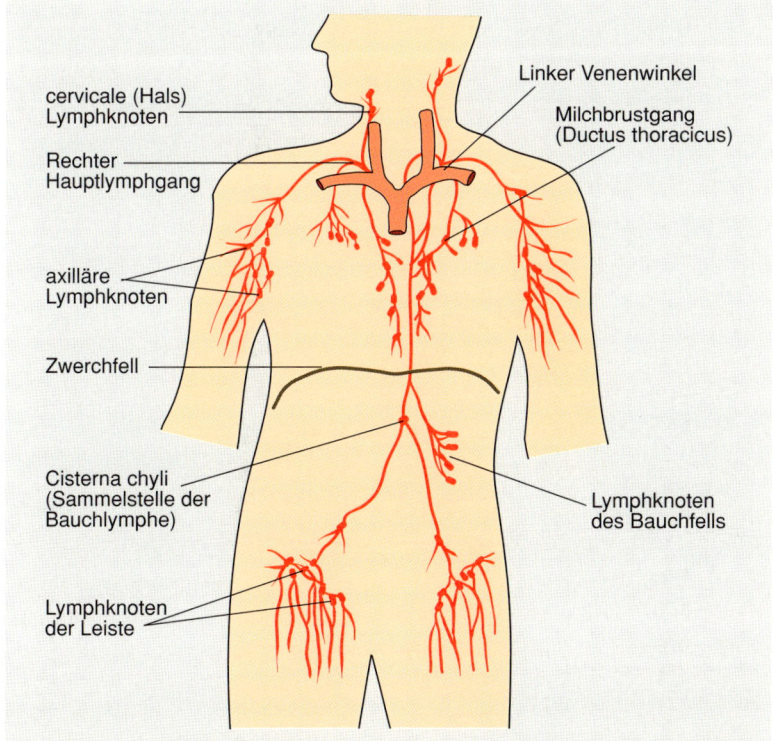

cervicale (Hals)
Lymphknoten

Rechter
Hauptlymphgang

axilläre
Lymphknoten

Zwerchfell

Cisterna chyli
(Sammelstelle der
Bauchlymphe)

Lymphknoten
der Leiste

Linker Venenwinkel

Milchbrustgang
(Ductus thoracicus)

Lymphknoten
des Bauchfells

Funktionen des Lymph-
gefäßsystems:
• Abwehrfunktion
• Entwässerung des
Zwischenzellgewebes
• Transport von
Nahrungsfetten
aus dem Darm

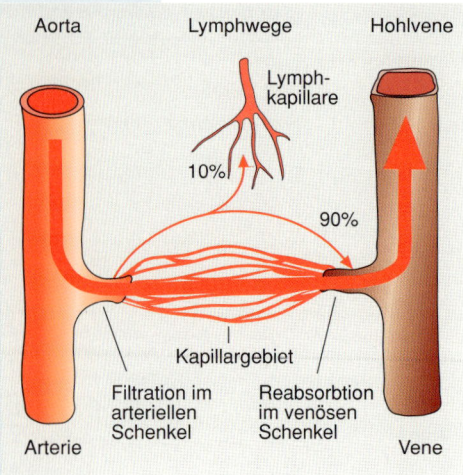

Aorta   Lymphwege   Hohlvene

Lymph-kapillare

10%

90%

Kapillargebiet

Filtration im
arteriellen
Schenkel

Reabsorbtion
im venösen
Schenkel

Arterie   Vene

Das Wegenetz der Lymphe

Bei chronischen Infekten und Krankheiten ist die Stimulierung des Lymphsystems wichtig. Da das lymphatische System die an der Abwehrreaktion beteiligten Zellen bereitstellt und Viren, Bakterien und toxischen Produkten entgegenwirkt, muss zum einen das Abwehrsystem gestärkt und stimuliert werden, zum anderen auch der Lymphabfluss aufrechterhalten werden.

Für den Lymphfluss sorgt das Wegenetz des Lymphgefäßsystems (siehe Abb. Seite 49). Feine Lymphkapillaren nehmen die Flüssigkeit auf, die nach der Passage der Blutkapillaren im Gewebe zwischen den Zellen verbleibt, und führen sie in größere Lymphgefäße (siehe Abb. links). Über die großen Lymphstämme wird die Lymphe in das venöse Gefäßsystem zurückgeleitet und damit dem Blutkreislauf wieder zugeführt. Etwa zehn Prozent der Blutflüssigkeit werden auf diese Weise dräniert (abgeleitet). Auf ihrem Weg durch die Lymphgefäße wird die Gewebsflüssigkeit (Lymphe) gereinigt und von Fremdstoffen und Krankheitserregern befreit.

Der größte Teil dieser Reinigungsarbeit wird in den Lymphknoten geleistet, die als Filter arbeiten.

Besonders wichtig ist die Stimulation des Lymphsystems nach der Gabe von Antibiotika oder nach operativen Eingriffen, z.B. in der Mundhöhle, den Nebenhöhlen und im Rachenraum. Oft erspart man sich durch eine rechtzeitige geeignete Therapie die Gabe von Antibiotika oder Cortison.

Konzentration auf den Kopfbereich

Allein 35 Prozent aller Lymphknoten befinden sich im Kopf-Hals-Bereich. Gemeinsam mit den Rachen-, Gaumen- und Zungenmandeln und kleineren lymphatischen Geweben an der Rachenhinterwand übernehmen sie die Vernichtung schädlicher Eindringlinge und Giftstoffe. Der Grund für die Konzentrierung lymphatischer Organe in diesem Bereich ist, dass der Nasen-Rachen-Raum den größten Zugang zum Körper darstellt. Nicht nur Atemluft und Nahrungsmittel passieren diese Eingangsschleuse, sondern auch krank machende Keime, Gase und Fremdkörper wie z. B. Staub.

Das stimuliert das Lymphsystem

In der Praxis hat sich zur Anregung des Lymphsystems eine Kombination verschiedener Präparate der Firma Pascoe sehr bewährt. Sie ist oft hilfreich bei wiederkehrenden Infekten, Lymphstauungen, Mandel- und Nebenhöhlenentzündungen, aber auch bei Sportverletzungen, nach Operationen und Strahlentherapie.

Pflanzliche Tropfen

Grundmittel dabei ist die innerliche Gabe von Lymphdiaral Basistropfen. Sie enthalten eine sich ergänzende Mischung aus Tinkturen und niedrigen homöopathischen Verdünnungen von Heilpflanzen mit antientzündlicher, Abwehr steigernder und Lymphfluss fördernder Wirkung. Zusätzlich regen die Tropfen die Leber an, unser Hauptstoffwechsel- und Entgiftungsorgan. Besonders eignen sie sich zur Therapie chronisch wiederkehrender Erkrankungen mit starker Beteiligung der Lymphdrüsen.

Dosierung und Anwendung:

• Erwachsene: dreimal täglich 10 Tropfen in Wasser einnehmen
• Kinder: von 4 bis 10 Jahren dreimal täglich 4–6 Tropfen, von 1 bis
  3 Jahren dreimal täglich 4–5 Tropfen
• Die Therapie zwei Wochen lang durchführen

Spezialtipp ❗

Bei jeder Entgiftungstherapie ist es besonders wichtig, viel zu trinken, damit die Giftstoffe ausgeschieden werden können. Trinken Sie daher täglich mindestens zwei, besser drei Liter Wasser oder dünnen Kräutertee.

Dränagesalbe

Sind die Halslymphknoten stärker geschwollen, sollten Sie zusätzlich zu den Tropfen Lymphdiaral-Dränagesalbe auftragen.

Dosierung und Anwendung: Reiben Sie dazu einen etwa 2 cm langen Strang Lymphdiaral-Salbe mit leichten und kreisenden Bewegungen immer von oben nach unten ein: hinter und unter den Ohren beginnend über die seitlichen Halsbereiche, vom Unterkieferrand über die Schilddrüse bis zum Brustbeinbeginn und in die Haut über den Nebenhöhlen. Tragen Sie die Salbe dünn, einmal täglich, eine Woche lang auf. Lymphdiaral-Salbe enthält entzündungswidrige und Lymphabfluss fördernde pflanzliche Stoffe.

Mögliche Nebenwirkungen der genannten Lymphmittel: Sehr selten kann es zu möglichen Überempfindlichkeitsreaktionen gegen einen der Inhaltsstoffe kommen, beispielsweise im Rahmen einer Korbblütlerallergie gegen Sonnenhut (Echinacea).

Lutschtabletten

Spezifisch wirksam zur Aktivierung des Lymph- und Immunsystems bei sich wiederholenden Infekten, chronischen Lymphknotenschwellungen, Mandel- und Nebenhöhlenentzündungen und ganz besonders bei der angeborenen lymphatischen Krankheitsbereitschaft (siehe Seite 17) sind Lymphdiaral aktiv Tabletten.

Am besten beim ersten Auftreten von Beschwerden eine Tablette allmählich im Mund zergehen lassen. So wird die Wirkung verstärkt, da die Wirkstoffe bereits über die Mundschleimhaut aufgenommen werden.

Dosierung und Anwendung:

• Erwachsene: bei akuten Krankheitszuständen alle halbe bis ganze Stunde 1 Tablette, höchstens aber 12 Tabletten täglich einnehmen

• Kinder: von 6 bis 12 Jahren akut höchstens 8 Tabletten täglich, chronisch bis 2 Tabletten; von 1 bis 6 Jahren akut höchstens 6 Tabletten täglich, chronisch $1/_2 - 1 1/_2$ Tabletten

Lymphdränage

Nicht nur bei Lymphödemen und in der Krebsnachbehandlung, auch bei ständig wiederkehrenden Infekten wie einer chronischen Sinusitis ist es oft sehr hilfreich, das Lymphgefäßsystem durch eine Lymphdränage zu stimulieren. Man versteht darunter eine spezielle Form sanfter Streichmassage, die durch gezielte schonende Verformung der oberen Gewebsschichten den Transport der Lymphgewebsflüssigkeit fördert. Die Therapie ist von einem Fachmann durchzuführen.

Ableitungsverfahren

Ableitungsverfahren mit spezieller Wirkung auf das Lymphsystem, die von naturheilkundlich erfahrenen Therapeuten oft auch erfolgreich bei Sinusitis angewendet werden, sind das Baunscheidtverfahren und das Cantharidenpflaster. Beim Baunscheidtieren wird die Haut mit Hilfe eines Stichgeräts gestichelt und anschließend mit einem speziellen reizenden Öl eingerieben. Durch die in Folge davon entstehenden flüssigkeitsgefüllten Bläschen werden Giftstoffe ausgeleitet, und der Lymphfluss wird angeregt. Die Anwendung des Cantharidenpflasters hat einen ähnlichen Effekt. Das Pflaster erzeugt durch das Gift der Spanischen Fliege (Cantharidin) eine Verbrennung zweiten Grades. Auch hier entsteht eine Blase, die vorsichtig geöffnet wird, damit die Flüssigkeit abfließen kann. Giftstoffe werden also ausgeleitet, und die Körperabwehr wird durch die künstliche verursachte Hautentzündung angeregt.

Röder-Verfahren

Eine spezielle Therapie, durch die oft eine Umstimmung des lymphatischen Systems und eine Ausschaltung von Mandel- und Nebenhöhlenherden erreicht werden kann, ist das »Rödern«. Bei diesem nach dem gleichnamigen Arzt bezeichneten Verfahren werden mit Hilfe eines dafür geeigneten Geräts unter anderem die Gaumenmandeln abgesaugt und die Nasengänge mit einem geeigneten speziellen Öl oder einer Salbe massiert, ähnlich der Nasenreflextherapie (siehe Seite 37). Das Röder-Verfahren eignet sich besonders zur Therapie chronischer Mandel- und Nebenhöhlenentzündungen und bei einer Anfälligkeit für Erkältungen im Kopfbereich.

Das so genannte »Rödern« ist für Patienten zwar meist recht unangenehm, dafür aber ein oft gut wirksames Verfahren.

Abwehrschwächende Faktoren

- Akute und chronische Infekte und Krankheiten
- Bewegungsmangel
- Falsche Ernährung (saure Nahrung)
- Genussgifte – übermäßiger Konsum von Alkohol, Nikotin und Kaffee
- Psychischer Dauerstress im Beruf oder Privatleben
- Körperlicher Dauerstress durch harte körperliche Arbeit oder Leistungssport
- Schlafmangel
- Übergewicht und hohe Cholesterin- und Blutfettwerte
- Umweltschadstoffe, Elektrosmog
- Versteckte Krankheitsherde

Was unser Abwehrsystem

*U*m die körperliche Abwehrkraft wieder aufzubauen, muss man wissen, was sie schwächt und was sie stärkt. Wenn Sie dieser Frage nachgehen wollen, müssen Sie allerdings auch bereit sein, die Verantwortung für Ihre Gesundheit zu übernehmen und aktiven Einsatz zu leisten.

Versteckte Krankheitsherde?

Die erste Vorarbeit zur Beseitigung einer chronischen Abwehrschwäche ist das Aufspüren versteckter Krankheitsherde (siehe Seite 20). Eine bewährte Methode dazu ist die Elektroakupunktur. Entdeckt ein Arzt oder Heilpraktiker Herde im Hals-, Nasen- oder Ohrenbereich, müssen Sie diese mit seiner Hilfe gründlich auskurieren. Herde im Zahnbereich müssen von einem Zahnarzt sorgfältig saniert werden. Oft wird man nicht umhin kommen, einen erkrankten Zahn zu entfernen. Eine Abwehrschwäche zu therapieren, ohne vorhandene Herde zu beseitigen, ist ein Kampf gegen Windmühlenflügel.

Die Seele streicheln

Eine zweite Vorarbeit zur Beseitigung der Abwehrschwäche ist die Verarbeitung seelischer Konflikte, seelischer Herde sozusagen. Wenn Sie das Gefühl haben, dass Sie mit einer Situation wie dem Verlust eines Angehörigen oder einer ehelichen oder beruflichen Krise nicht allein fertig werden, suchen Sie das klärende Gespräch mit Freunden. Scheuen Sie sich auch nicht, eventuell fachliche Hilfe eines Psychotherapeuten in Anspruch zu nehmen. Oftmals liegen einer chronischen Sinusitis ständige Überforderung und Stress zugrunde, man ist ständig »innerlich verschnupft«.

Der Zahnarzt spürt Herde im Zahn- und Kieferbereich auf.

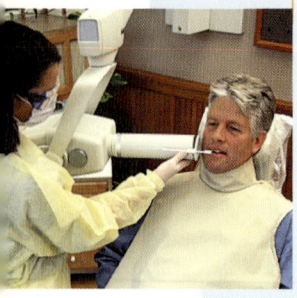

stärkt und schwächt

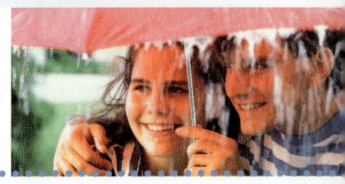

Ausreichend Vitalstoffe?

Im nächsten Schritt wird ein in der Naturheilkunde erfahrener Arzt oder Heilpraktiker eine geeignete Therapie verordnen. Oft muss man mögliche Defizite des Vitamin- und Mineralstoffhaushalts ausgleichen. Auch sollte die Darmflora überprüft und gegebenenfalls saniert werden. Sehr bewährt hat sich auch die gleichzeitige Autovaccine-Therapie (siehe Seite 35). Wird eine Übersäuerung des Körpers festgestellt, helfen eine Ernährungsumstellung und die Einnahme alkalisierender Präparate.

Selbst aktiv werden

Unterstützen können Sie die Therapie durch Betätigung an der frischen Luft und vitalstoffreiche Nahrung. Sehr geeignet zur Förderung der Entspannung und für den psychischen Ausgleich sind auch Atemübungen, die allerdings nicht nach einem Buch, sondern von einem darin erfahrenen Therapeuten gelernt werden sollten, da sie sonst möglicherweise mehr schaden als nützen. Die folgenden tabellarischen Hinweise sollen Ihnen einen Überblick über mögliche abwehrstärkende Faktoren geben.

Wenn Ihr Abwehrsystem ständig geschwächt ist, sollten Sie einen erfahrenen Arzt oder Heilpraktiker aufsuchen, der eine auf Sie zugeschnittene Therapie verordnen wird.

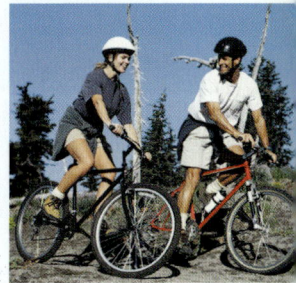

Ein Jungbrunnen für das Immunsystem: Bewegung an frischer Luft

Abwehrstärkende Faktoren

- Psychische Ausgeglichenheit
- Maßvoller Umgang mit allen Dingen
- Ausgewogene Ernährung und genügende Flüssigkeitszufuhr
- Ausreichende Versorgung mit lebenswichtigen Vitalstoffen
- Achtsamer Umgang mit Umweltreizen und Umweltschadstoffen
- Individuell ausreichende Schlaf- und Entspannungspausen
- Geeignete sportliche Betätigung
- Kneipp'sche Wasseranwendungen und maßvolle Luft- und Sonnenbäder

Das lindert und hilft
bei Nebenhöhlenbeschwerden

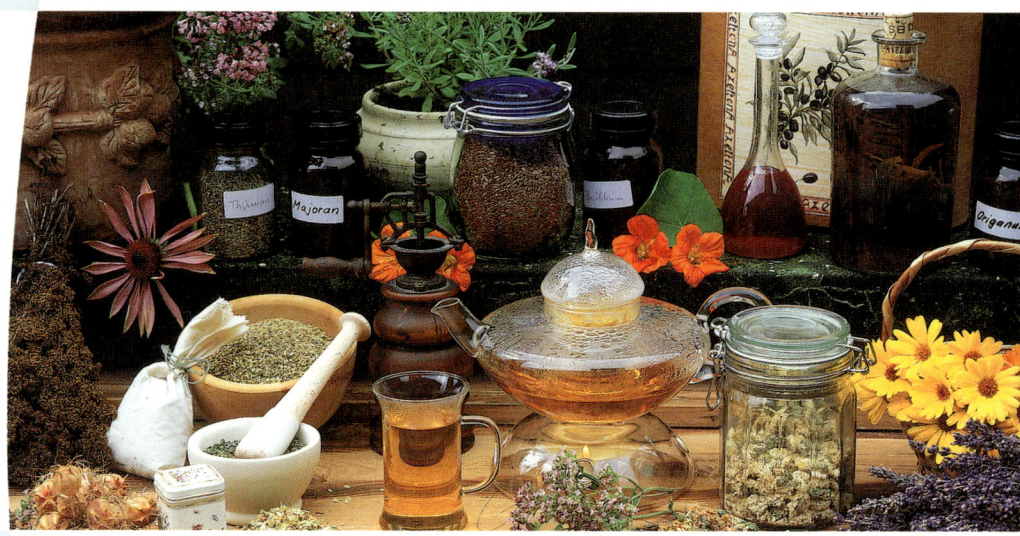

In diesem Kapitel werden zahlreiche therapeutische Maßnahmen, Rezepturen und Präparate beschrieben, mit deren Hilfe Sie in hoffentlich vielen Fällen Ihre Beschwerden lindern können.

So helfen Sie sich selbst

Drei Ziele stehen bei der Bekämpfung von Nebenhöhlenentzündungen im Vordergrund: die Entzündung zu lindern, die Behinderung der Nasenatmung zu beseitigen und das Immunsystem zu stärken. Wichtig ist auch, das Nasensekret flüssig zu halten beziehungsweise zähes Sekret zu lösen. Schleim lösende Tees, Inhalationen,

Spülungen, heiße Suppen und reichliche Flüssigkeitszufuhr sind hierfür geeignete Maßnahmen. Nasentropfen und -salben (im akuten Fall), Inhalationen, Umschläge und Spülungen dienen der Abschwellung der Nasenschleimhaut und der Bekämpfung der Entzündung. Weitere wichtige Maßnahmen sind Bestrahlungen und die Stimulierung des Immunsystems durch Kräutertees, -tropfen oder geeignete Fertigpräparate.

Grenzen der Selbsthilfe

Chronische Nebenhöhlenentzündungen sind oft nur schwer therapierbar. Beherzigen Sie daher, dass Selbsthilfe den fachlichen Rat durch einen Arzt oder Heilpraktiker nicht ersetzen kann. Jede chronische, aber auch jede schwer verlaufende akute Krankheit verlangt den Besuch bei einem erfahrenen Arzt oder Heilpraktiker und gegebenenfalls intensive Ursachenforschung. Die therapeutischen Maßnahmen und Rezepte zur Selbsthilfe in diesem Buch können dann aber begleitend zur verordneten Therapie nach Absprache angewendet werden.

Kräuter, Öle und Fertigpräparate richtig anwenden

Pflanzen, die zu Heilzwecken verwendet werden, können genauso Nebenwirkungen haben wie synthetische Stoffe. Der Ausspruch von Paracelsus »Die Dosis machts, ob ein Ding Arznei oder Gift sei« hat auch hier Gültigkeit. Gleichwohl sind bei den in diesem Buch zur Selbstbehandlung verwendeten überwiegend milden, aber sehr wohl wirksamen Heilpflanzen und den daraus hergestellten Fertigpräparaten kaum ernsthafte Nebenwirkungen zu befürchten. Voraussetzung ist, dass Sie sich an die in diesem Buch bei allen Rezepten angegebenen Dosierungen und Anwendungshinweise halten. Besonders wichtig ist dies, wenn Sie ätherische Öle verwenden, da es sich bei ihnen um ein kräftiges Wirkstoffkonzentrat handelt. Daher sollte die innere Einnahme ätherischer Öle auch nur unter fachlicher Aufsicht erfolgen. Problemlos ist dagegen die innere Anwendung wässriger oder alkoholischer Pflanzenauszüge.

Eine Übersicht, welche Maßnahmen für Sie am besten geeignet sind, und mögliche Behandlungsstrategien für akute und chronische Sinusitis finden Sie ab Seite 76. Wählen Sie die für Sie geeigneten Maßnahmen und Präparate aus, aber probieren Sie nicht zu viel auf einmal aus.

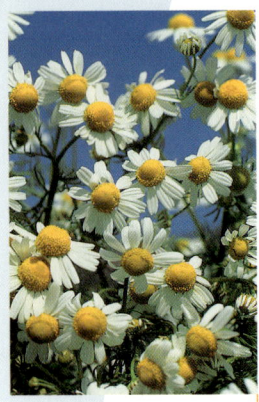

Heilpflanzenauszüge und ätherische Öle können äußerlich in Form von Umschlägen, Inhalationen oder Bädern genutzt werden. Vor allem bei hautempfindlichen Menschen kann es gelegentlich bei der äußeren Anwendung von Heilkräutern und ätherischen Ölen (häufiger z. B. bei Thymian und Pfefferminze) zu Reizungen von Haut oder Schleimhaut kommen. In diesem Fall bitte die Anwendung nicht weiter durchführen.

Allergische Reaktionen sind möglich

Immer öfter werden auch allergische Reaktionen auf Heilpflanzen oder ätherische Öle beobachtet. Es kann dann bei einem direkten Kontakt der Haut mit der Pflanze, etwa bei einem Umschlag, bei dazu neigenden Menschen stellenweise, seltener am ganzen Körper, zu Rötungen, Bläschenbildung bis hin zu wässrigen Schwellungen kommen. Dies ist z. B. auch möglich im Rahmen einer Korbblütlerallergie bei den sonst sehr gut verträglichen Pflanzen Kamille und Sonnenhut. Manchmal (selten) treten auch allergische Reaktionen der Darmschleimhaut auf, die mit Übelkeit, Magenschmerzen, Durchfall oder Hautausschlägen einhergehen.

Spezialtipp

! Bei ätherischen Ölen ist es besonders wichtig, naturreine, unverschnittene Öle zu verwenden. Bevorzugen Sie Öle, die aus biologisch angebauten Pflanzen gewonnen werden. Die Firma Primavera, aber auch andere Firmen bieten verschiedene Öle aus dem biologischen Anbau an.

Tipps zum Einkauf

Alle in diesem Buch angeführten Fertigpräparate erhalten Sie in der Apotheke, Heilpflanzen und ätherische Öle darüber hinaus in Kräuterhäusern. Achten Sie beim Einkauf von Heilkräutern und ätherischen Ölen auf gute Qualität. In manchen Ländern der dritten Welt werden in Europa verbotene Spritzmittel benutzt. Auch weist nicht jede Pflanzenkultur eine gute Wirkstoffkombination auf.
Heilkräuter und Öle aus der Apotheke haben den Vorteil, dass sie stichprobenartig auf Rückstände und Wirkstoffgehalt untersucht werden. Sie müssen einen dem deutschen Arzneibuch (DAB) entsprechenden, in etwa gleich bleibenden Wirkstoffgehalt aufweisen, wodurch auch eine in etwa gleich bleibende Wirkung garantiert werden kann. Auch seriöse Kräuter- und Reformhäuser achten auf gute Qualität.

Guter Rat bei Nebenhöhlenentzündungen

- Geben Sie Ihrem geschwächten Körper Gelegenheit, sich zu erholen und auf diese Weise Abwehrkraft aufzubauen. Übertriebene Beanspruchungen schwächen den schon erkrankten Körper noch stärker als sonst.
- Trinken Sie viel, ca. 2 bis 3 Liter Wasser oder dünnen Kräutertee (kein Heiltee). Das trägt dazu bei, dass sich zäher Schleim verflüssigt, und fördert die Ausscheidung der im Krankheitsprozess anfallenden Giftstoffe. Außerdem verlaufen Schwitzkuren effektiver. Besonders günstig wirken entgiftende Maßnahmen zur »Nierenzeit«, zwischen 17 und 19 Uhr.
- Ernähren Sie sich ausgewogen und vitaminreich, mit reichlich Obst und Gemüse. Sorgen Sie für erhöhte Vitamin-C-Zufuhr durch den Verzehr von frischem Obst, Saft oder Fertigpräparaten und/oder Vitamintabletten. Besonders reich an diesem Vitamin sind Acerolakirsche, Sanddorn, schwarze Johannisbeere, frisches Hagebuttenmus und Zitrusfrüchte.
- Meiden Sie Milchprodukte, wenn Sie an Sinusitis leiden, sie führen nämlich zu vermehrter Schleimbildung. Besonders bei Lymphatikern (siehe Seite 17) hat Kuhmilch eine ungünstige Wirkung.
- Meiden Sie verschlimmernde Faktoren wie Kälte, Nässe, kalte Zugluft und alle starken Temperaturschwankungen, staub- oder rauchhaltige Atemluft, starke Luftverschmutzungen, Schwimmen oder Tauchen.
- Wenn Sie Allergiker sind, sollten Sie nach Möglichkeit den Kontakt zu den Allergenen meiden, auf die Sie reagieren. Falls notwendig besorgen Sie sich ein entsprechendes Luftreinigungsgerät.
- Eine besonders angenehme Wirkung bei Nebenhöhlenerkrankungen hat oft die Zerstäubung ätherischer Öle. Entsprechende Geräte finden Sie im Fachhandel. Sie können aber auch in einem Luftbefeuchter einige Tropfen Fichtennadelöl oder eine desinfizierende Aromaölmischung verdampfen lassen. Dies erleichtert die Atmung und reinigt die Raumluft. Aromalampen haben keine direkte therapeutische Wirkung, da die Konzentration ätherischer Öle in der Raumluft zu gering ist, sorgen aber für eine angenehme Atmosphäre.
- Achten Sie darauf, dass Sie sich nicht noch zusätzlich anstecken, und halten Sie möglichst Abstand von niesenden und hustenden Menschen.

Kräutertees, Pflanzentropfen und Luffa

Suchen Sie sich bei akuter und chronischer Sinusitis aus den folgenden Teemischungen einen Kräutertee aus, der für Ihre Beschwerden am besten geeignet ist. Nehmen Sie zusätzlich Pflanzentropfen oder ein geeignetes Fertigpräparat (siehe Seite 74) ein.

Wenn Sie Thymian durch Hagebutte ersetzen, erhalten Sie einen wohlschmeckenden Erkältungstee, von dem Sie auch größere Mengen trinken können.

Heilkräutertees

• Entzündungslindernder, Abwehr steigernder, sekretionshemmender Kräutertee bei akuten Nebenhöhlenbeschwerden mit reichlich Nasensekret

Zutaten: Fichtensprossen, Thymiankraut, Salbeiblätter und Kamillenblüten zu gleichen Teilen

Anwendung: Kräuter mischen, 2 TL mit $^{1}/_{4}$ l kochendem Wasser übergießen, 10 Minuten lang zugedeckt ziehen lassen und 2 bis 3 Tassen täglich trinken.

Die Melisse zählt zu den ältesten Heilpflanzen.

• Entzündungslindernder, Abwehr steigernder, leicht Schweiß treibender Kräutertee

Zutaten: Kamillenblüten, Melissenblätter, Thymiankraut und Lindenblüten zu gleichen Teilen
Anwendung: Kräuter mischen, 2 TL mit $^{1}/_{4}$ l kochendem Wasser übergießen und 10 Minuten lang zugedeckt ziehen lassen. Dreimal täglich 1 Tasse trinken.

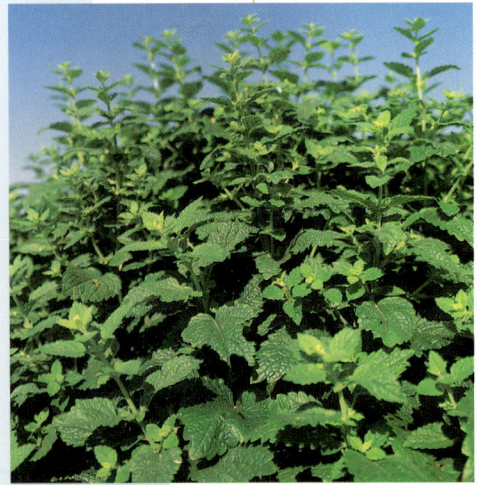

• Erkältungsrezept bei chronischer Sinusitis
Zutaten: 30–60 g Winterzwiebeln, 15 g frischer Ingwer
Anwendung: Beide Zutaten 20 bis 30 Minuten in Wasser köcheln, die Flüssigkeit abgießen und vor dem Schlafengehen trinken.

• Chinesisches Erkältungsrezept, auch bei chronischer Sinusitis geeignet
Zutaten: 1 EL Gewürznelke, 1 Zimtstange, 1 mittlere Ingwerwurzel, 2 getrocknete Feigen
Anwendung: Gewürznelke und Zimt etwa 10 Minuten in $1/4$ l Wasser kochen. Ingwer und Feigen kleinschneiden, hinzugeben und weitere 10 Minuten auf kleiner Flamme köcheln, dann abseihen. Das Konzentrat können Sie teelöffelweise in $1/2$ Tasse Wasser geben, je nach Ihrer individuellen Schärfeverträglichkeit. Als Versuch bei Sinusitis oder wenn eine Erkältung droht: 1 bis maximal 2 Tassen täglich schluckweise und möglichst heiß trinken.

• Kräftig Schleim lösender Tee bei zähem Schleim
Zutaten: Primelwurzel und Königskerzenblüten zu gleichen Teilen
Anwendung: Kräuter mischen und 2 TL mit $1/4$ l kochendem Wasser übergießen, 10 Minuten lang zugedeckt ziehen lassen und 3 Tassen täglich trinken. Eventuell mit Honig süßen.

• Abwehr steigernder, verdauungsanregender Heilkräutertee (Vorsicht: schmeckt bitter)
Zutaten: Sonnenhutkraut, Wermutkraut und Pfefferminzblätter zu gleichen Teilen
Anwendung: Kräuter mischen, 2 TL mit $1/4$ l kochendem Wasser übergießen. 10 Minuten zugedeckt ziehen lassen und zur Abwehrsteigerung 2 bis 4 Wochen lang 2 bis 3 Tassen täglich vor dem Essen trinken. Ist Ihnen der Tee zu bitter, können Sie den Wermutanteil vermindern.

• Abwehrsteigernder kräftigender Thymiantee
Anwendung: 2 TL Thymiankraut in $1/4$ l Wasser geben, bis zum Sieden erhitzen, vom Herd nehmen und 10 Minuten lang ziehen lassen. 2 Wochen lang täglich eine Tasse zur Abwehrsteigerung trinken. Gelegentlich kommt es zu einer leichten Blutdruckerhöhung, daher sollten Hypertoniker diesen Tee nicht trinken.

Spezialtipp ❗

Gut wirkt auch ein Schleim lösender Eukalyptusblättertee bei akuter und chronischer Sinusitis: Übergießen Sie 1 EL getrocknete Eukalyptusblätter mit $1/4$ Liter kochendem Wasser, eine Minute lang kochen und 10 Minuten lang ziehen lassen. 3 Tassen täglich trinken.

Pflanzentropfen und -tinkturen

• Abwehr steigernde Pflanzentropfen

Lassen Sie sich in der Apotheke eine Tinkturmischung aus 15 ml Echinacea, 10 ml Taigawurzeltinktur und 10 ml Thymiantinktur herstellen. Liegt eine Nebenhöhlenentzündung mit reichlichem und wässrigem Sekret vor, mischen Sie 10 ml entzündungs- und sekrethemmende Salbeitinktur dazu.

Anwendung: Täglich dreimal 20 Tropfen der Mischung mit etwas Wasser verdünnt vor dem Essen einnehmen. Behalten Sie die Tropfen vor dem Schlucken kurz im Mund und nehmen Sie sie kurmäßig 3 bis 4 Wochen lang ein.

Achtung: Taigawurzel und Thymian sollten nicht bei ausgeprägtem Bluthochdruck eingenommen werden. Echinacea kann in seltenen Fällen allergische Reaktionen hervorrufen.

• Abwehr steigernde, kräftigende und Blutdruck senkende Knoblauchtinktur

Zur Kräftigung, als Infektionsschutz und zur Schleimlösung eignet sich auch Knoblauchtinktur. Man kann sie zur Erkältungsvorbeugung, als Antiseptikum, zur Gefäßerweiterung und Senkung von zu hohem Blutdruck, auch bei Gefäßverkalkung und Asthma verwenden.

Zubereitung: 250 g Knoblauchzehen schälen, klein schneiden und 14 Tage lang bei Zimmertemperatur in 1 l 70%igen Alkohol legen (in einem geschlossenen Glasgefäß). Häufig schütteln. Nach 14 Tagen auspressen, abfiltern und zur Aufbewahrung in eine dunkle, gut verschließbare Glasflasche geben. Diese Tinktur ist 1 Jahr haltbar.

Anwendung: Zur Erkältungsvorbeugung oder auch unterstützend bei Nebenhöhlenerkrankungen dreimal 10 Tropfen täglich vor den Mahlzeiten einnehmen. 30 Tropfen sind auch die zu empfehlende Tageshöchstdosis.

Luffa-Kur

Genaue Dosierungs- und Anwendungsvorschriften finden Sie auf der hinteren Umschlaginnenseite.

Spezialtipp

Meerrettich enthält antibiotisch wirksame Scharfstoffe, die bei chronischer Sinusitis die Durchblutung der Schleimhäute anregen und Schleim lösen können. Meerrettichsirup stellen Sie folgendermaßen her: Fein geriebenen Meerrettich mit der gleichen Menge Zucker oder Honig vermischen und bei Atemwegsbeschwerden 2- bis 3-mal täglich 1 TL voll einnehmen.

Fieber senkende Maßnahmen

Fieber können Sie durch vermehrtes Schwitzen senken, durch allgemeines Aufwärmen, warme Umschläge und heiße Tees. Bei höherem Fieber führen Sie einen Wadenwickel durch oder nehmen eine Tablette Aspirin. Den Effekt von Fieber senkenden Kaltwasseranwendungen verstärkt ein Zusatz von ätherischen Ölen (siehe Seite 69).

Heilkräutertees

• Durstlöschender Trinktee
Anwendung: Übergießen Sie 2 TL Hagebuttenfrüchte mit siedendem Wasser. 20 Minuten lang zugedeckt ziehen lassen und nach Bedarf mehrmals täglich 1 Tasse trinken.

• Fieber senkender, Schweiß treibender, Schmerz lindernder Kräutertee
Zutaten: Holunderblüten, Lindenblüten, Hagebuttenfrüchte, Spierstaudenblüten und Weidenrinde zu gleichen Teilen
Anwendung: Kräuter mischen, 2 TL mit $1/4$ l kochendem Wasser übergießen, 5 bis 10 Minuten ziehen lassen, bei Fieber dreimal täglich 1 Tasse nach dem Essen trinken. Eventuell mit Honig süßen.

> **Vorsicht** ❗
>
> Weidenrinde und Spierstaude können bei dazu veranlagten Menschen die Magenschleimhaut reizen.

• Fieber senkender, Schweiß treibender, Schmerz lindernder Tee
Zutaten: Holunderblüten, Lindenblüten, Spierstaudenblüten, Thymiankraut und Stechpalmenblätter zu gleichen Teilen
Anwendung: Kräuter mischen. 2 TL mit $1/4$ l kochendem Wasser übergießen, 5 bis 10 Minuten lang zugedeckt ziehen lassen und bei Fieber dreimal täglich $1/2$ Stunde vor dem Essen 1 Tasse trinken. Nach Wunsch mit Honig süßen.

• Schweiß treibender Tee
Anwendung: Übergießen Sie 2 TL Lindenblüten mit $1/4$ l kochendem Wasser. 10 Minuten zugedeckt ziehen lassen und 3 Tassen täglich zur Anregung der Schweißsekretion möglichst heiß trinken.

Während der Waschung tief ein- und ausatmen. Die maximale Dauer soll zwei Minuten betragen, man darf aber nicht dabei frieren. Nehmen Sie die erste Zeit lauwarmes Wasser für die Waschung, später immer kälteres.

Waschung, Einreibung, Wickel

• Kaltwaschung

Wenn Sie sich nicht geschwächt fühlen, ist zur Senkung von Fieber und zur Abhärtung eine kalte Waschung geeignet.

Anwendung: Tauchen Sie ein grobes Frottiertuch oder einen Waschlappen in maximal 16° C kaltes Wasser, anschließend kurz ausdrücken. Das Handtuch handgroß falten und zügig in Richtung Körpermitte Hände, Arme, Füße, Beine und schließlich Brust und Bauch abreiben. Zur Behandlung von Schulter und Rücken fasst man das Tuch an den Enden und führt es auf und ab (Schulter) beziehungsweise hin und her (Rücken). Tauchen Sie das Handtuch nach jedem Körperabschnitt erneut ins Wasser und benutzen Sie es ausgewrungen, nicht triefend. Einmal täglich durchführen.

Achtung: Zur Fiebersenkung unabgetrocknet zu Bett gehen, zur Vorbeugung und Abhärtung die Anwendung morgens oder abends durchführen, anschließend kräftig abrubbeln und warm anziehen.

• Einreibung

Zusätzlich Fieber senkend und Abwehr steigernd wirkt eine Einreibung mit einer Zwiebel-Ingwer-Mischung vor der Kaltwaschung.

Anwendung: 15 g Zwiebeln und 15 g Ingwer mit 3 g Salz zu einem Brei zerstampfen, in ein dünnes Mulltuch einwickeln. Brust, Rücken, Fußsohlen, Handflächen, Knie- und Armbeugen damit einreiben, dann die Waschung durchführen und nachruhen.

Spezialtipp

!

Über Nacht können Sie auch Quarkwadenwickel anlegen. Streichen Sie je 250 g kühlen (nicht kalten) Quark auf 2 Tücher und wickeln Sie sie wie beschrieben um die Waden.

• Wadenwickel

Zur Fiebersenkung ebenso bekannt wie bewährt sind Wadenwickel.

Anwendung: Tauchen Sie 2 handtuchgroße Leinen- oder Baumwolltücher zur Hälfte in zimmerwarmes Wasser und umwickeln Sie damit die Unterschenkel eng vom Fußknöchel bis zur Kniekehle. Die trockene Tuchhälfte dient als Abdecktuch. Nun ein Wolltuch darüberwickeln und 20 bis 30 Minuten im Bett liegen bleiben. Falls notwendig nach etwa 20 Minuten einen weiteren Wickel anlegen, nicht aber, wenn man friert oder der erste Wickel kalt bleibt.

Einreibungen und Umschläge

Als zusätzliche Maßnahme bei Sinusitis bewähren sich oft Einreibungen und Umschläge mit ätherischen Ölen, Heilerde und Leinsamen. Ein Halswickel lindert nicht selten die Schmerzen.

Nasen- und Wangeneinreibung

• Bei Nebenhöhlenentzündung

Anwendung: Geben Sie 10 Tropfen einer der im Abschnitt Inhalation aufgeführten Ölmischungen oder Kamillen-, Eukalyptus- oder Teebaumöl in 1 TL des beruhigend und entzündungslindernden Johanniskrautöls (reicht für mehrere Anwendungen!) und reiben Sie damit mehrmals täglich leicht und dünn die Nasenflügel und schmerzhafte Punkte auf den Backenknochen ein.

• Bei Stirnhöhlenentzündung

Anwendung: Tragen Sie zur Linderung je 2 Tropfen Lavendel-, Kamillen- oder Teebaumöl oberhalb und unterhalb (deutlich unterhalb) der Augen in Richtung Schläfen auf.

Umschläge

• Bei Stirnhöhlenentzündung

Anwendung: Tauchen Sie eine kleine Kompresse in $1/2$ Glas körperwarmes Wasser (etwa 50 ml), in das Sie 5 Tropfen ätherisches Öl (Lavendel oder Kamille) gegeben haben. Die Kompresse ausdrücken und so auflegen, dass sie bei den Augenbrauen abschließt. Mit einem trockenen Tuch abdecken. 2-mal täglich 15 Minuten lang auflegen. Achten Sie darauf, dass die Flüssigkeit nicht in die Augen gelangt.

• Heilerdeumschlag

Ein wärmender Heilerde- oder Leinsamenbreiumschlag hilft bei chronischen Nebenhöhlenentzündungen und tut auch bei Schnupfen seine Wirkung.

Vorsicht !

Ätherische Öle niemals in die Augen bringen, deutlich unterhalb der Augen auftragen und nicht direkt auf die Schleimhaut bringen! Testen Sie vor der direkten Anwendung eines ätherischen Öls dessen Verträglichkeit an einer kleinen Hautstelle.

Spezialtipp !

Die Heilerde können Sie auch mit einem entzündungslindernden Kamillenaufguss anrühren, dann 4 Tropfen Teebaumöl zugeben.

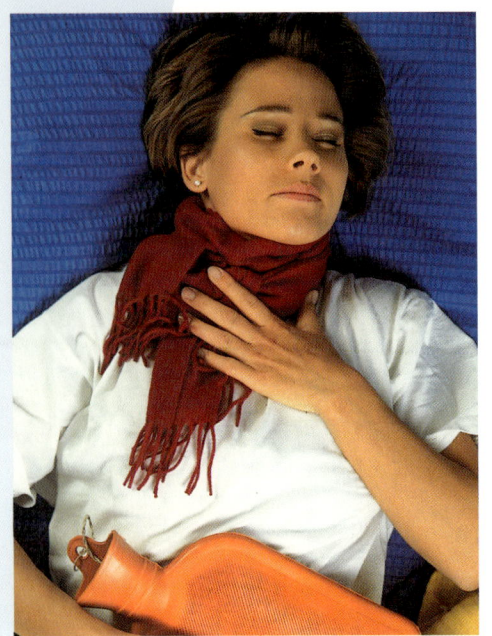

Ein Halswickel lindert Schmerzen bei Stirn-höhlen- und Kiefer-höhlenentzündung.

Anwendung: Aus Luvos Heilerde und heißem Wasser einen dickflüssigen Lehmbrei anrühren. Das mittlere Drittel eines Stofftaschentuches 1 bis 1,5 cm dick damit bestreichen. Die freien Ränder überschlagen und das Päckchen als Kompresse auf die Nasenwurzel und untere Stirn (Stirnhöhlenentzündung) oder auf die Nase und oberen Backenknochen (Kieferhöhlenentzündung) legen.

• Leinsamenumschlag

Stärker wärmend als ein Heilerdeumschlag ist ein Leinsamenbrei.

Anwendung: Geben Sie dazu 1 Teil ganze oder geschrotete Leinsamen auf 2 Teile Wasser und kochen Sie das Gemisch unter ständigem Rühren so lange, bis es eine streichfähige Konsistenz erhält. Dann wie vorher beschrieben durchführen.

Legen Sie den Umschlag ein- bis zweimal täglich an, wenn Ihnen dies gut tut. Nehmen Sie ihn ab, wenn er kühl wird.

Feuchtwarmer Halswickel

Ein feuchtwarmer Halswickel hilft, die Schmerzen bei Stirnhöhlen- und Kiefernhöhlenentzündungen zu lindern.

Anwendung: Legen Sie ein noch gut verträgliches (nicht zu heißes) Baumwoll- oder Leinentuch möglichst bis unter die Ohren um den Hals und wickeln Sie einen Wollschal oder ein Seidentuch darüber, sodass der obere und untere Rand des Innentuchs gut abgedichtet sind. Das Innentuch muss erneuert werden, sobald es getrocknet ist. Die Dauer der Anwendung sollte 1 Stunde nicht überschreiten. Danach längere Zeit pausieren.

Inhalationen mit Kräutern und ätherischen Ölen

Wasserdampfinhalationen mit Heilkräutern oder ätherischen Ölen sind eine gute und altbewährte Methode zur Linderung der Beschwerden von Atemwegserkrankungen. Sie stellen eine schonende Behandlungsweise dar, durch die entzündungshemmende und abschwellende pflanzliche Wirkstoffe auf die Schleimhaut aufgebracht werden können. Gleichzeitig wird die Schleimhaut befeuchtet. Erreicht werden soll das Abschwellen der Schleimhäute, die verbesserte Belüftung und ein verbesserter Schleimabfluss der Nebenhöhlen.

Im Fachhandel werden auch verschiedene Inhalationsgeräte angeboten, die eine effektive Inhalation erleichtern.

Manche Menschen reagieren empfindlich auf die Anwendung ätherischer Öle, besonders bei trockenen Schleimhäuten, wie es bei einer chronischen Sinusitis oft der Fall ist. Achten Sie daher auf die Verträglichkeit der Inhalation ätherischer Öle. Kleinere Kinder sollten mit Heilkräuterauszügen oder Salzlösungen inhalieren.

So inhalieren Sie richtig

Für eine Inhalation füllen Sie 2 Liter kochendes Wasser in eine Schüssel oder einen Topf und geben die vorgeschriebene Menge Heilpflanzen oder maximal 10 Tropfen ätherisches Öl zu. Dann ein großes Handtuch über Topf und Schüssel breiten und mit ätheri-

Wer auf ätherische Öle empfindlich reagiert, sollte mit Salzlösungen oder Heilkräuterauszügen inhalieren.

schen Ölen 5 Minuten, sonst je nach Verträglichkeit bis 10 Minuten lang inhalieren. Die Inhalation am besten 2-mal täglich durchführen.

Der anfängliche Wasserdampf ist vor allem bei akuten Entzündungen oft zu heiß. Außerdem können bei zu hoher Temperatur die Flimmerhärchen der Schleimhaut geschädigt werden, die für den Abtransport des Schleims verantwortlich sind. Zu kalt sollte die Temperatur allerdings auch nicht sein, da sonst die pflanzli-

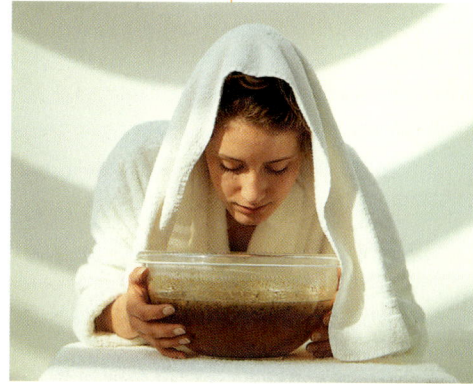

chen Wirkstoffe nicht ausreichend verdampfen können. Warten Sie daher am besten 30 Sekunden ab, bis das Wasser ein wenig abgekühlt ist, und achten Sie auf Ihre individuelle Temperaturverträglichkeit.

Achtung: Wenn Kinder inhalieren, sollten Sie wegen der Verbrühungsgefahr besonders darauf achten, dass die Schüssel mit dem heißen Wasser gut steht; am besten auf dem Boden oder im Waschbecken. Bleiben Sie immer in der Nähe.

Vorsicht

!

Schließen Sie bei der Anwendung ätherischer Öle während der Inhalation fest die Augen, damit diese nicht gereizt werden.

Blitzmethode ohne Wasser

Eine besonders wirksame Methode der Inhalation besteht darin, dass man 1 bis 2 Tropfen eines der genannten ätherischen Öle auf ein Stück Papiertaschentuch gibt und das Stück vorsichtig in ein Nasenloch schiebt. Wichtig ist dabei, dass Sie das Taschentuch so falten, dass das Öl nicht direkt in Kontakt mit der Nasenschleimhaut kommen kann! Je nach Verträglichkeit nach 5 bis 10 Minuten das andere Nasenloch entsprechend behandeln. Diese Inhalation macht die Nase rasch frei und ist milder für die Schleimhäute, als wenn man ätherische Öle mit einem Trägeröl direkt auf die Nasenschleimhaut aufbringt. Sie sollte nicht durchgeführt werden, wenn die Nasenschleimhäute trocken sind.

Zur Inhalation geeignete Heilkräuter

Von den Heilkräutern steht die zu recht altbewährte und viel gebrauchte Kamille mit ihrem entzündungswidrigen und beruhigenden Kamillenblauöl an erster Stelle. Bestens bewährt haben sich aber auch Fichten- oder Kiefernsprossen, Salbei- und Eukalyptusblätter. Die folgenden Dosierungen sind für jeweils 2 Liter kochendes Wasser angegeben:

- 3–4 EL Kamillenblüten oder 1 EL Kamillentinktur
- 2 EL Fichten- oder Kiefernsprossen
- 2 El Salbeiblätter (bei reichlicher Schleimproduktion)
- 3 EL der Mischung aus 40 g Eukalyptusblättern und je 20 g Thymiankraut und Pfefferminzblättern

Zum Lösen festen Schleims und zur Desinfizierung ist auch eine Salzinhalation gut geeignet: Geben Sie dazu 8 TL Kochsalz, Emser Salz oder Meersalz auf 2 l Wasser und fügen Sie, wenn Sie möchten, zusätzlich 2 EL einer Heilpflanze hinzu.

Zur Inhalation geeignete ätherische Öle

Inhalationen mit ätherischen Ölen lösen zähen Schleim und bewirken ein Abschwellen der Schleimhäute. Speziell auf die Atemwege wirkt Eukalyptus sehr günstig. Eukalyptusöl gehört zu den ätherischen Ölen mit der stärksten antibiotischen Wirkung. Seine kühlende Eigenschaft kann man sich auch zur Fiebersenkung zu Nutze machen (siehe Seite 63). Aber auch Pfefferminzöl (z. B. JHP-Rödler), Thymianöl, Fichtennadel- oder Kiefernnadelöl und Lavendelöl sind geeignet.

Die folgenden Dosierungen sind für jeweils 2 Liter Wasser angegeben:

- Je 3–4 Tropfen Eukalyptus-, Kamillen- und Lavendelöl (gut verträglich)
- Je 3 Tropfen Eukalyptus-, Kiefernnadel- und Lavendelöl
- Je 3 Tropfen Pfefferminz- und Thymianöl (stark antiseptisch, leicht reizend)
- Je 4 Tropfen Teebaum- und Kiefernnadelöl
- Je 3 Tropfen Eukalyptus-, Pfefferminz-, Kamillen- und Fichten-(oder Kiefern-)nadelöl
- Mischen Sie 1 ml Fichtennadelöl, 1 ml Lavendelöl, 2 ml Thymianöl und 4 ml Eukalyptusöl mit 150 ml 70%igem Alkohol. Je nach Verträglichkeit 1 TL bis 1 EL für eine Inhalation verwenden.

Fußbad und Vollbad

Warme ansteigende Fußbäder haben oft eine sehr gute Wirkung bei chronischen Nebenhöhlenentzündungen. Sie helfen den zähen Schleim zu lösen, der Kopf fühlt sich anschließend freier, und die

Eukalyptol, der wichtigste Inhaltsstoff der Eukalyptuspflanze, desinfiziert, hemmt die Schleimbildung und verflüssigt gleichzeitig vorhandenen zähen Schleim.

Ätherische Öle oder Kräuterauszüge, die Sie dem Badewasser zugeben, entfalten ihre Wirkung auf zweifache Weise: Sie werden direkt über die Haut aufgenommen und gleichzeitig durch die Nase eingeatmet.

Atmung entkrampft sich. Auch warme Vollbäder sind oft hilfreich bei einer chronischen Sinusitis. Sie entspannen und regen den Stoffwechsel an.

Die Anwendung einer Schiele-Fußbadewanne (erhältlich im Fachhandel) verstärkt den Erfolg ansteigender Fußbäder. Sie ist elektrisch aufheizbar und führt die Wärme dem Körper von unten her, über die besonders wärmeempfindlichen Fußsohlen zu.

Warmes Fußbad

Grundsätzlich eignen sich warme Fußbäder als Maßnahme zu Beginn einer Erkältung, bei allen Entzündungen im Kopf- und Halsbereich, bei Sinusitis und Bronchitis. Bei Venenerkrankungen (wie Krampfadern), Venenentzündungen und Thrombosegefahr sollte man keine Fußbäder durchführen.

Anwendung: Füllen Sie ein großes Gefäß, in dem die Füße gut Platz haben, bis über die Knöchel mit angenehm warmem Wasser; steigern sie allmählich die Temperatur, indem sie vorsichtig heißes Wasser zugießen (Verbrühungsgefahr). Die Temperatur sollte während der ganzen etwa 10minütigen Badedauer als angenehm empfunden werden. Anschließend das Wasser von Füßen und Beinen grob abstreifen und am besten warme Socken anziehen oder im vorgewärmten Bett nachruhen.

Die Wirkung des Fußbades wird intensiviert, wenn Sie 2 gehäufte EL Senfmehl aus der Apotheke zugeben. Auch Heublumen oder 5 bis 10 Tropfen ätherisches Eukalyptusöl auf 1 bis 2 Liter Wasser eignen sich als Badezusatz.

Wählen Sie für Ihr Fußbad eine Temperatur, die Sie während der gesamten 10-minütigen Badedauer als angenehm empfinden.

Vollbad

Achten Sie auf eine angenehme Badetemperatur und baden Sie nicht länger als 15 Minuten. Anschließend warm anziehen oder zu Bett gehen und nachruhen.

Anwendung: Für Bäder gibt man entweder einen Kräuterabsud oder ätherisches Öl in das Wasser. Ätherische Öle benötigen einen natürlichen Vermittler, da sie sich nicht im Badewasser lösen. Geeignet sind z. B. 1 El Honig, 1 Becher Sahne oder $1/2$ Liter Milch. Auch 1 Eigelb, 1 EL flüssige Seife oder 1 bis 2 EL Bademilch können verwendet werden. Geben Sie etwa 10 Tropfen ätherisches Öl in einen Vermittler, z. B. 10 Tropfen Teebaum- und 4 Tropfen Eukalyp-

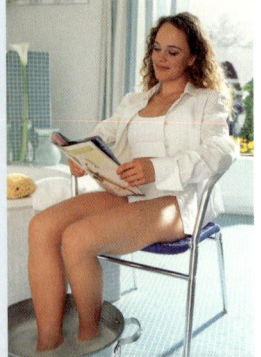

tusöl. Nach dem Einlaufen des Badewassers zugeben und verteilen. Die Badedauer sollte bei einer Temperatur von 36 bis 38 °C maximal 15 bis 20 Minuten betragen. Wenn Sie Fieber haben oder an Bluthochdruck, Gefäß-, Herz- und Kreislauferkrankungen leiden, fragen Sie Ihren Arzt oder Heilpraktiker, ob ein Vollbad für Sie geeignet ist.

Nasentropfen und -sprays

Nasentropfen und Nasensalben werden bei einer akuten Sinusitis angewendet, um die Entzündung zu hemmen, den Sekretfluss zu fördern und die Nasenschleimhaut abzuschwellen. Bei chronischen Entzündungen sind mild wirkende Nasenöle und -salben geeignet, die Schleimhaut anzufeuchten und verkustetes Sekret zu lösen. Achten Sie aber auf die Zusammensetzung. Mentholhaltige Salben sollten bei chronischer Sinusitis überhaupt nicht verwendet werden, und Produkte, die ätherische Öle enthalten, nur begrenzte Zeit.

Vorsicht ❗

Mentholhaltige Salben sollten nur bei einer akuten Entzündung angewendet werden, da bei chronischer Sinusitis die Gefahr der zusätzlichen Austrocknung der Schleimhäute besteht.

Zur Abschwellung der Schleimhaut
Bei akuter Sinusitis können Sie die gefäßverengenden und abschwellenden Nasentropfen Nasivin (besser sind Nasivinetten, da ohne Konservierungsstoff) oder Otriven verwenden.
Anwendung: Nicht länger als 1 Woche zwei- bis dreimal täglich 1 Sprühstoß oder 1 bis 2 Tropfen in jedes Nasenloch geben.
Achtung: Die meisten Nasentropfen eignen sich nur im akuten Stadium, bis die Schleimhäute abgeschwollen sind. Bei einer längerfristigen Anwendung muss mit einer Durchblutungsstörung und Austrocknung der Nasenschleimhaut gerechnet werden. Dadurch nimmt die Widerstandsfähigkeit der Schleimhaut ab, was erneute Infektionen und chronische Entzündungen begünstigt.

Auch bei trockener Schleimhaut gut
Sehr gut geeignet bei akuter und chronischer Sinusitis und jeder Form von Schnupfen, auch mit trockener Schleimhaut, sind die gut

verträglichen Euphorbium compositum S Nasentropfen (Heel), die als Spray erhältlich sind. Sie enthalten eine Mischung pflanzlicher und organischer Stoffe in homöopathischer Zubereitung in isotonischer Kochsalzlösung.

Anwendung: Sprühen Sie bei Bedarf drei- bis fünfmal täglich 1 bis 2 Sprühstöße in jedes Nasenloch. Kinder unter 6 Jahren drei- bis viermal täglich 1 Sprühstoß.

Nasenöl gegen Borkenbildung

Bei trockenen Schleimhäuten steht die Anfeuchtung der Schleimhaut und das Lösen von Borken im Vordergrund der lokalen Medikation. Hierfür werden im Fachhandel verschiedene ölige Lösungen und Nasensalben angeboten.

Gut bewährt hat sich hier Oleum rhinale (Weleda), das die ätherischen Öle von Eukalyptus, Pfefferminze und Thymian mit Kampfer, den Ölauszügen aus Ringelblume und Kamille sowie weiterer Pflanzen in homöopathischer Zubereitung kombiniert.

Anwendung: Zwei- bis viermal täglich 1 bis 2 Tropfen in jedes Nasenloch einbringen. Bei Säuglingen und Kleinkindern einige Tropfen auf einen Wattebausch geben und den Naseneingang bestreichen. Durch die ölige Beschaffenheit ist das Nasenöl auch bei trockenen Schleimhäuten zur Pflege geeignet.

Luffa als Tropfen

Bei allen Formen von Schnupfen mit trockenen Schleimhäuten sind auch Luffa Nasentropfen (DHU) geeignet, die das bereits vorgestellte Luffaschwämmchen (siehe Seite 33) in der homöopathischen Verdünnung D2 enthalten.

Anwendung: Dreimal täglich 2 Tropfen in jede Nasenöffnung geben.

Gut geeignet und sehr gut verträglich sind auch Euphorbium comp. Tropfen und Nasensprays mit isotonischer Kochsalzlösung.

! Spezialtipp

Leiden Säuglinge an Schnupfen, hilft nicht selten das homöopathische Sambucus D4. 1–2 Tropfen in jedes Nasenloch träufeln. Oft bewährt sich auch, wenn die Mutter je einen Tropfen Muttermilch vor dem Stillen in die Nase gibt.

Nasenspülungen

In fernöstlichen Kulturen werden Nasenspülungen seit Jahrtausenden traditionell für die Behandlung von Erkältungen, Nebenhöhlenentzündungen und Stirnkopfschmerz verwendet. Mit ihrer Hilfe lassen sich zäher Schleim und festsitzende Borken entfernen, die Durchblutung der Nasenhöhle wird angeregt und die lokale Abwehr gesteigert: Die Schleimhaut kann sich regenerieren. Pflanzliche Wirkstoffe führen zu einer zusätzlichen Linderung der entzündlichen Erscheinungen.

Besonders empfehlenswert sind tägliche vorbeugende Nasenspülungen mit Kochsalz, wenn Sie häufig unter Nebenhöhlenentzündungen oder Schnupfen leiden, und nach Nasennebenhöhlenoperationen. Eine einfache tägliche Nasenspülung am Morgen hat schon viele Menschen auf Dauer von Nebenhöhlenentzündungen befreit. Nasenspülungen sind auch wirkungsvoller als Inhalationen.

So führen Sie eine Nasenspülung aus

Als Spülflüssigkeit eignet sich körperwarmes Leitungswasser, dem eine Prise Kochsalz (besser noch Meersalz oder Emsersalz) zugesetzt wird. Die Spülung ist nicht unangenehm, wenn die Salzkonzentration in etwa der unserer Körperflüssigkeit entspricht (isotonische Kochsalzlösung). Geben Sie auf 1 Tasse Wasser eine größere Messerspitze Salz. Um die Wirkung zu verstärken, können Sie der Lösung auch einige Tropfen Calendulatinktur zufügen.

Die einfachste Methode ist nun, die Flüssigkeit aus der hohlen Hand zuerst in das eine, dann in das andere Nasenloch hochzuschniefen, sodass sie in den Rachen gelangt. Das zweite Nasenloch dabei zuhalten. Spucken Sie Wasser, das in den Rachen gelangt, wieder aus. Im Krankheitsfall zweimal täglich durchführen, vorbeugend einmal täglich.

Im Fachhandel sind auch verschiedene Nasenduschen und Nasenkännchen zur Nasenspülung erhältlich. Halten Sie sich bei der Anwendung an die jeweilige Gebrauchsanweisung.

Spezialtipp !

Für einen zusätzlichen entzündungslindernden Effekt spülen Sie mit Kräutertees, denen Sie das Salz zugeben. Geeignet sind hierfür Kamillen- oder Majorantee (1–2 TL auf $1/4$ l Wasser) und besonders auch Thymiantee (Aufguss mit 1–2 TL auf $1/4$ l Wasser). Mit dem körperwarmen Tee spülen.

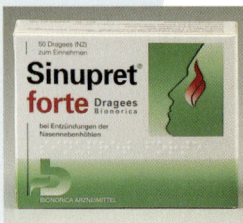

Sinupret löst den zähen Schleim, öffnet die verstopften Nasennebenhöhlen und befreit von Druckgefühl und Schmerzen.

Empfehlenswerte Fertigpräparate

Im Fachhandel werden verschiedene Fertigpräparate auf pflanzlicher Basis für die Behandlung einer Sinusitis und zur Stimulierung der körpereigenen Abwehr angeboten. Sie können zusätzlich zu den genannten therapeutischen Möglichkeiten eingesetzt werden.

Eine mögliche Kombination wäre etwa ein Kräutertee mit Pflanzentropfen oder einem geeigneten Fertigpräparat und einem Enzympräparat und eventuell Gelomyrtol.

Die nachfolgenden, bewährten Fertigpräparate sind rezeptfrei in der Apotheke erhältlich. Die genaue Dosierungs- und Anwendungsanleitung entnehmen Sie dem Beipackzettel.

Bei akuter und chronischer Sinusitis

• Besonders zu Beginn eines Schnupfens hat sich die Gabe von Symbioflor 1 sehr bewährt (siehe Seite 35f.).

Anwendung: Nehmen Sie im Falle eines akuten Schnupfens oder/und einer akuten Nebenhöhlenentzündung sechsmal 20 (Kinder viermal 20) Tropfen Symbioflor 1 ein. Zusätzlich dreimal 2 Tropfen in jedes Nasenloch träufeln. Die Therapie sollte 2 Wochen lang durchgeführt werden. Symbioflor können Sie mit einem weiteren Präparat kombinieren.

• Bewährtes pflanzliches Präparat bei akuter und chronischer Sinusitis: Sinupret/forte (erhältlich als Dragees und als Tropfen in der Apotheke). Die pflanzliche Kombination aus Schlüsselblumenblüten, Gelbem Enzian, Holunder, Ampferkraut und Eisenkraut eignet sich gut aufgrund ihrer Schleim lösenden und entzündungshemmenden Eigenschaften. Bedingt durch die Wirkung gegen Atemwegsviren empfiehlt sich die möglichst frühzeitige Einnahme von Sinupret bereits bei den ersten Anzeichen einer Erkältung.

Sinusitis compositum Nosodenkomplex dürfen Sie nicht anwenden, wenn Sie akut krank sind, sich sehr schlecht fühlen und in der Schwangerschaft.

• Bei chronischer Sinusitis gut geeignet sind Sinupas N Pascoe und Sinusitis N Hevert.

• Zur Provokation bei hartnäckiger chronischer Sinusitis eignet sich Sinusitis compositum Nosodenkomplex von Pascoe.

• Ein in der Praxis bewährtes homöopathisches Basistherapeutikum bei akuter und chronischer Sinusitis ist Sinfrontal von Müller Göppingen. Die Inhaltsstoffe Cinnabaris D4, Ferrum Phosph. D3 und Mercurius sol. D6 beeinflussen die Bewegung der Blutgefäße der Schleimhaut, die alle sekretorischen (Schleim lösenden) Vorgänge bestimmen. Die Beschaffenheit des Sekrets normalisiert sich, wodurch es oft zu einem spürbaren Rückgang der Sekretansammlung in den Nasennebenhöhlen und damit zur Schmerzlinderung kommt.

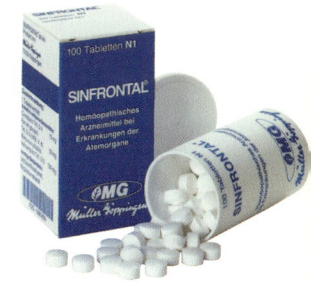

Sinfrontal ist ein bei Sinusitis bewährtes homöopathisches Basismittel mit Schleim lösenden und entzündungswidrigen Eigenschaften.

• Zur Lösung zähen Schleims ist die innerliche Gabe von Gelomyrtol zu empfehlen. Es enthält Myrtol, das ätherische Öl des Myrtenbaums *(Myrtus communis)*. Nehmen Sie 2 Kapseln täglich.

Enzympräparate

Ein empfehlenswertes Enzympräparat ist Wobenzym N, das speziell auch für Entzündungen im Hals-Nasen-Ohren-Bereich verwendet wird, etwa für Nebenhöhlen, Mittelohr oder Mandeln. In vielen Fällen ist die Behandlung der einer antibiotischen Therapie ebenbürtig, allerdings ohne die selben Nebenwirkungen zu besitzen. Sollte sich eine antibiotische Therapie doch als notwendig erweisen, ist die gleichzeitige Gabe von Wobenzym zu empfehlen, da sich dadurch die Antibiotikakonzentration am Wirkort erhöht. Der Erfahrung nach wirkt zuweilen das Enzympräprat Phlogenzym besser. Dies sollte im Einzelfall ein erfahrener Therapeut abwägen.

Vorsicht ❗

Nur unter sorgfältiger therapeutischer Beobachtung darf die Enzymtherapie bei Menschen mit schweren Gerinnungsstörungen (Bluterkrankheit, schwere Leberschäden, Dialysepatienten) angewendet werden. Ist eine Eiweißallergie bekannt, sollte man von einer Enzymtherapie absehen.

Zur Abwehrsteigerung

Zur Steigerung der körpereigenen Abwehr bewährte Präparate sind:
• Echinacea-Press-Saft   • Esberitox
• Pascotox Tabletten oder Tropfen   • Hevertotox
Auch Eleutherococcus-Präparate, wie zum Beispiel Eleutherococcus Curarina, sind geeignet. Nehmen Sie ein Präparat etwa 3 bis 4 Wochen lang ein. Dies gilt besonders bei chronischer Sinusitis.

Vor allem bei chronischen Nebenhöhlenentzündungen ist die Behandlung oft langwierig und erfordert den fachlichen Rat durch einen Arzt oder Heilpraktiker. Sie können in diesem Fall die Rezepte und Maßnahmen des Buches nach Absprache mit Ihrem Therapeuten begleitend einsetzen.

Kompaktstrategien gegen Nasennebenhöhlenentzündungen

Dieser Abschnitt soll Ihnen als Wegweiser und Leitfaden für die Umsetzung der naturheilkundlichen Therapien und konkreten Behandlungsvorschläge dienen, die zuvor beschrieben wurden.

Therapiestrategie bei akuter Sinusitis

Wenn Sie grundsätzlich für Entzündungen der Nebenhöhlen anfällig sind, sollten Sie zur Vorbeugung und Nachbehandlung die Höhlen morgens täglich mit Meersalz oder Emser Salz spülen.

Allgemeine Maßnahmen: Sorgen Sie für Ruhe und Stressentlastung und halten Sie, falls notwendig, Bettruhe ein. Fasten Sie während der ersten drei Tage und trinken Sie nur Wasser oder Kräutertee (2 bis 3 Liter täglich). Auf diese Weise helfen Sie Ihrem Immunsystem, in Gang zu kommen. Sorgen Sie für vitamin- und mineralstoffreiche Kost mit einem hohen Anteil Vitamin-C-reicher Nahrung.

Inhalation und Spülung: Wichtig ist, unverzüglich mit Inhalationen zu beginnen. In den ersten fünf Tagen der Erkrankung einmal täglich inhalieren, mit ätherischen Ölen 5 Minuten, mit Heilkräutern 10 Minuten. Wenn Ihnen die Inhalation gut tut, inhalieren Sie zweimal täglich. Zusätzlich können Sie einmal täglich die Nebenhöhlen spülen, am besten mit Kamillen- oder Thymiantee, dem Sie eine Prise Kochsalz zugeben. Achten Sie auch hier auf die Verträglichkeit. Nicht bei jeder akuten Sinusitis ist eine Spülung zur Linderung geeignet.

Fiebersenkung: Wenn Sie Fieber haben, versuchen Sie zum Schwitzen zu kommen. Trinken Sie 1 Tasse einer Schweiß treibenden oder einer Schweiß treibenden und Fieber senkenden Teemischung, und zwar so heiß wie möglich. Nehmen Sie, nachdem Sie den Tee getrunken haben, ein ansteigendes Fußbad (nur zu Beginn der akuten Sinusitis) und trinken Sie dabei eine weitere Tasse Tee. Auf jeden Fall müssen Sie mit Ihrem Therapeuten absprechen, ob Schweiß treibende Maßnahmen bei schlechtem Allgemeinbefinden, hohem Fieber oder Herz-Kreislauf-Krankheiten für Sie in Frage kommen. Versuchen Sie, höheres Fieber durch Wadenwickel oder eine Ganzwaschung zu senken.

Pflanzliche Präparate und Heilkräutertees: Wählen Sie ein für Ihre Beschwerden geeignetes Trio: einen entsprechenden Heilkräutertee, ein Sinusitis-Fertigpräparat und zur Abwehrsteigerung Pflanzentropfen oder ein weiteres Fertigpräparat. Die Heilkräutertees können Sie auch abwechselnd trinken, etwa Sinusitistee mit einem Schweiß treibenden Tee und zusätzlich Hagebuttentee für den Durst. Die Tees sollten möglichst unterschiedliche Heilkräuter enthalten. Besonders zu Beginn eines Schnupfens oder einer Sinusitis hat sich die zusätzliche Gabe von Symbioflor 1 sehr bewährt. Sollte eines der genannten homöopathischen Mittel gut auf Ihr Beschwerdebild passen, nehmen Sie außer den Kräutertees nur dieses ein und keine anderen Fertigpräparate oder Pflanzentropfen.

Präparate zur Entzündungslinderung und zum Abschwellen der Nasenschleimhaut: Bei stärkeren Entzündungen sollten Sie ein Ezympräparat (Wobenzym N) mit ätherischen Ölen (Gelomyrtol) kombinieren. Heilkräutertees und die genannten Fertigpräparate dabei weiter einnehmen.

Lokale Therapie: Im akuten Stadium sind entzündungslindernde, abschwellende Nasentropfen oder -sprays sinnvoll (siehe Seite 71f.). Alternativ dazu, vor allem bei Kindern, hat sich oft bewährt, dreimal 2 Tropfen Symbioflor einmal täglich in jedes Nasenloch zu träufeln. Zusätzlich: Einreibung oder Umschlag mit ätherischen Ölen (nicht auf die Schleimhäute, vor allem nicht in die Augen bringen!). Bei starken Schmerzen einen feucht-warmen Halswickel anlegen.

Lokale Wärmebehandlung (nicht bei Fieber und starker akuter Sinusitis): Infrarotbestrahlung (zweimal täglich 10 Minuten), Kurz- oder Mikrowellen (zweimal täglich 4 Minuten). Verstärken sich die Beschwerden durch die Wärmetherapie, darf diese nicht durchgeführt werden.

Therapiestrategie bei chronischer Sinusitis

Die Therapie der chronischen Sinusitis entspricht in etwa der einer akuten. Ein wichtiger Unterschied besteht in der Anwendungsdauer der therapeutischen Maßnahmen. So sollten für die Behandlung einer chronischen Sinusitis geeignete Nasentropfen etwa 14 Tage lang angewendet, Enzyme 2 bis 3 Wochen und pflanzliche Präparate 4 Wochen lang eingenommen werden. Abwehr steigernde Heilkräutertees werden kurmäßig 4 Wochen lang getrunken, Schleim lösende Tees bei Bedarf 1 Woche lang.

Nasenspülung und Inhalation: Besonders gut bei chronischen Entzündungen sind Nasenspülungen (siehe Seite 73), die je nach Verträglichkeit ein- bis zweimal täglich durchgeführt werden sollten. Inhalationen, je nach Verträglichkeit ein- bis zweimal täglich, sorgen für eine weitere Linderung. Für Inhalationen bei chronischer Sinusitis sind Heilkräuter- und Salzinhalationen meist besser geeignet als ätherische Öle, da diese bei trockenen Schleimhäuten zusätzlich reizen.

Lokale Therapie: Neben Spülung und Inhalation sind Euphorbium-compositum-Nasentropfen und Nasensprays mit isotonischer Kochsalzlösung zur Anregung der lokalen Sekretion geeignet. Zur heilenden Pflege der Nasenschleimhaut gibt es im Fachhandel entsprechende Nasenöle und -salben für chronische Sinusitis. Da sie meist ätherische Öle enthal-

Berücksichtigen Sie dabei die allgemeinen Informationen, Anregungen, Anwendungs- und Dosierungsvorschriften in vorausgehenden Kapiteln. Probieren Sie nicht zu viel auf einmal aus und achten Sie selbst darauf, was Ihnen gut tut.

ten, sollten sie allerdings nicht länger als 2 Wochen lang angewendet werden, sonst können sie möglicherweise zu einer zusätzlichen Austrocknung der Nasenschleimhaut führen.

Bedeutsam sind 1 bis 2 Bestrahlungen täglich.

In vielen Fällen chronischer Sinusitis hat sich die Luffa-Therapie sehr bewährt, durch die ein Heilschnupfen erzeugt wird.

Wird die Sinusitis nicht innerhalb weniger Tage besser, suchen Sie einen Arzt oder Heilpraktiker auf. Je nach Krankheitsverlauf muss vom Arzt eventuell auch ein geeignetes Antibiotikum verschrieben werden.

Pflanzliche Präparate und Heilkräutertees: Suchen Sie sich wieder ein geeignetes Trio aus – ein Sinusitispräparat, einen Heilkräutertee (bei zähem Schleim einen Schleim lösenden Tee mit einem Abwehr steigernden abwechseln) und (hier besonders wichtig) ein Präparat zur Abwehrsteigerung. Dieses Trio sollte je nach Bedarf 2 bis 4 Wochen lang eingenommen werden.

Wenn Sie eine chronische Entzündung zum Reagieren bringen wollen, verwenden Sie anstatt dem Sinusitispräparat Sinusitis compositum Nosodenkomplex.

Wenn Sie Lymphatiker sind, ersetzen Sie das Sinusitispräparat durch Lymphdiaral aktiv Tabletten. Bei hartnäckigen chronischen Entzündungen zusätzlich ein geeignetes Enzympräparat einnehmen (siehe Seite 75).

Bäder und Umschläge: Täglich kann ein warm ansteigendes Fußbad durchgeführt werden. Auch warme Vollbäder mit ätherischen Ölen sind zu empfehlen. Sehr gut tut oft ein wärmender Heilerde- oder Leinsamenumschlag, der ebenfalls täglich durchgeführt werden kann.

Lymphtherapie: Bei jeder chronischen Entzündung ist es von besonderer Bedeutung, das Abwehrsystem anzuregen und das Lymphsystem zu entlasten. Bewährt hat sich hier die Lymphdiaral Therapie (siehe Seite 51f.). Während der Lymphtherapie kein Sinusitispräparat oder Abwehr steigerndes Mittel zusätzlich einnehmen. Alle anderen Maßnahmen jedoch weiterführen.

In manchen Fällen gibt erst ein Kuraufenthalt (Dauer mindestens 4 Wochen) dem geschwächten Abwehrsystem bei einer chronischen Sinusitis den notwendigen Reiz, um sich zu regenerieren. Besonders geeignet sind hier Aufenthalte an der Nordsee, am Atlantik, im Schwarzwald oder im Alpengebiet (Bad Reichenhall).

Regenerationsmaßnahmen: Oftmals ist die Therapie einer chronischen Sinusitis langwierig und durch ein wiederholtes Auftreten der Infektion gekennzeichnet. Sie erfordert dann die fachliche Betreuung durch einen Arzt oder Heilpraktiker. Denken Sie daran, nach einer etwaigen Antibiotikatherapie den Darm zu sanieren, zum Beispiel durch eine mikrobiologische Therapie. Eine Autovaccinetherapie dient der Anregung und Umstimmung des Immunsystems (siehe Seite 35f.).

Nachbehandlung: Eine geeignete Nachbehandlung ist nach jeder chronischen Sinusitis und vor allem nach chirurgischen Eingriffen erforderlich. Besonders hervorheben muss man hier die reinigenden und Sekret fördernden Salzspülungen (siehe Seite 73). Zusätzlich sollte das Lymphsystem entlastet und die körpereigene Abwehr stimuliert werden (siehe Seite 51f.). Falls notwendig, träufeln Sie sich ein bis zwei Wochen lang Euphorbium-compositum-Nasentropfen in die Nase.

Register

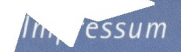
Der Autor

Wolfgang Möhring ist ausgebildeter Heilpraktiker und führt seit vielen Jahren eine eigene Naturheilpraxis in München. Schwerpunkte seiner Tätigkeit bilden Pflanzenheilkunde, Ernährung und traditionelle chinesische Medizin. Er hat zahlreiche Artikel und Bücher zu medizinischen Themen veröffentlicht.

Wichtiger Hinweis

Die im Buch veröffentlichten Ratschläge wurden mit größter Sorgfalt von Verfasser und Verlag erarbeitet und geprüft. Eine Garantie kann jedoch nicht übernommen werden. Ebenso ist eine Haftung des Verfassers bzw. des Verlages und seiner Beauftragten für Personen-, Sach- oder Vermögensschäden ausgeschlossen.

Bildnachweis

Umschlag: PhotoDisc
Fotos:
Fotex/Melanie S. 4, 70/T. Mc Carthy S. 46/ M. Luft S. 66;
Mauritius/Frauke S. 26/ Aula I S. 67;
Andreas Möckel/Stadtapotheke Leutenberg S. 33;
Okapia/Peg Gerritiy/CMSP S. 40;
Reinhard-Tierfoto/Hans Reinhard S. 25, 43, 56, 58, 60;
Superbild/Superstock S. 10/B.S.I.P S. 22, 45;
Zefa/Lassen S. 16;
alle übrigen: PhotoDisc
Zeichnungen: Klaus Dursch, Fürth

Impressum

Die Deutsche Bibliothek – CIP-Einheitsaufnahme
Ein Titeldatensatz für diese Publikation ist bei der Deutschen Bibliothek erhältlich.

Midena Verlag, München
© 2001 Weltbild Ratgeber Verlage GmbH & Co.KG
Alle Rechte vorbehalten

Projektleitung: Franz Leipold
Redaktion: Dr. Marion Onodi, Planegg
Bildredaktion: Sylvie Busche
Umschlagkonzeption: Kontrapunkt, Kopenhagen
Gesamtlayout: N 2 – Büro für visuelle Kommunikation, München
Satz und Reproduktion: Uhl + Massopust, Aalen
Printed in Italy

ISBN 3-310-00749-9